発達障害の子どもたちは世界をどう見ているのか

岩波 明

SB新書
636

はじめに

最近になり、「発達障害」という言葉が広く認知され、関連する書籍やテレビ番組など、各種コンテンツが数多く発信されています。ＢＢＣが制作した「シャーロック」や、フランスのテレビドラマ「アストリッドとラファエル」など、発達障害の人を主人公にしたドラマや映画も人気となっています。このこと自体はプラスに捉えるべきでしょう。

ただし、当事者や彼らを取り巻く家族、関係する人々の実感としては、「いまだに十分な理解が得られていない」もしくは「サポートをするうえで、よくわかっていない部分も実は多い……」というところだと思います。

さらに、発達障害を持つ人の一部が、能力の高い「ギフテッド」と持ち上げられることについては、「自分の子どもは天才とはほど遠いのに」と違和感を覚えている関係者も少なくないと考えます。

発達障害は、医学の世界では「疾患」として扱われ、行政的には「障害」と認定されています。けれども実際は、他の精神疾患とは異なった側面を持つものです。

疾患というのは、健康な状態がまず見られ、何かのきっかけで症状が発症する急性期（病気になり始めの時期）があります。そして治療の結果、良くなることもあれば、慢性的な症状に対して継続治療が必要な場合もあるという経過を辿ります。

しかし、発達障害の場合、「発症」という概念は当てはまりません。なぜなら、生まれつきの特性だからです。ですから多くの場合は、疾患と見なさない方が適切であると考えられます。

もちろん、他の併存疾患などによる急性期の症状がある人もいるため例外はありますが、全体としては「特性」あるいは「個性」という視点で捉えることが、発達障害の実像をより正確に理解できるでしょう。

ところが現在のところ、発達障害は「疾患」「障害」という見方をされることが多く、そこから生じる偏見によって、発達障害の当事者たちはいじめなどの理不尽な体験を強いられています。それは「発達障害とはどのようなものなのか？」という実態が、一般の人に加え、しばしば医療関係者にも、正しく認知されていないからです。

最近の発達障害をテーマとした書籍は、当事者を大人と仮定したものが多く存在しています。そこで本書では、「子ども」を主題に取り上げることにしました。

わが国では出生率の減少に危機感を持った政府が、こども家庭庁の開設をはじめとして、「子ども」に関するさまざまな政策を開始しています。しかし、「いじめ」「不登校」「ひきこもり」といった子どもに関する重大な社会的問題については、一向に解決の目途がつかないどころか、むしろ状況は悪化しています。

これまで医療関係者は、こういった子どもの心理・社会的な状況に、発達障害の問題が大きく関連していることを指摘してきました。ですが、政府や行政の方向性には、発達障害に関連する視点がほぼ欠落しています。

発達障害の特徴は、子どもにおいてよりピュアな形で認められます。けれども、子どもが自らうまく説明できないことや、成長とともに特性に変化が見られることがあるため、診断が難しい例も珍しくありません。

本書では、家族とのつながりが密接な「家庭」、同年代の子と触れ合い、人生に大きく影響する学びの場でもある「学校」、対外的なコミュニケーションや共同体としての動きを体験できる「社会」——これら3つの場面ごとに、発達障害の子どもたちの言動や気持ちを深掘りしていきます。さらに発達障害の特性が、小児期、思春期、成人期にわたってどのように変化していくか、実際の症例をもとにお伝えします。

そして、彼・彼女たちを取り巻く立場の人々が、どのようにコミュニケーションを図っていけばよいか、当事者たちのことを的確に理解するためのヒントになる対応方法をまとめました。いわば、言葉による処方箋と思っていただければ幸いです。

本書を通じて、発達障害のお子さん一人ひとりが持つ「個性」への理解が進み、お互いをより認め合う社会へ変わっていくことを願ってやみません。

発達障害の子どもたちは世界をどう見ているのか　目次

第1章

あらためて発達障害とはなにか？

第2章 ＡＳＤの子どもたちは世界をこう見ている

第3章

LDの子どもたちは世界をこう見ている

第4章 ＡＤＨＤの子どもたちは世界をこう見ている

終章

子どもの発達障害にはこんな取り柄や強みがある

序章

周りとは少し違う子どもたち

乳児期・幼児期・児童期に、どんな言動が見られるのか？

「この子は他の子とは違うかも」と気づくきっかけ

我が子の遊ぶ姿を見ながら、「ウチの子はちょっと変わっているかもしれない」と感じた。クラスの子どもたちの中で「○○ちゃんはときどき変わった行動をするよね」と言われることがあった。

そんなふうに、子どもの「言動に対する違和感」をきっかけにして、自治体の窓口に相談したり医療機関を受診したりすることによって、発達障害と判明することがよくあります。

では、発達障害の子どものどのような言動から、周囲は「この子は他の子とは違うかも」と気がつくのでしょうか？　これについては、何か決定的な要因というものがあるわけではありません。

・「この言動が見られたら（見られなかったら）発達障害である」というわけでは決してない

・発達の段階には個人差があり、年齢との関連はあくまでも目安に過ぎない

ということをあらかじめお断りさせていただきつつ、いくつか挙げてみます。

■乳児期（0歳～1歳まで）

乳児期は、大人とのコミュニケーションの際に抱く違和感が、気づきのきっかけとなります。ただしこの時期には明確な症状はなく、診断をつけることは難しく、診断がついたとしてもその後変更になることもまれならず見られます。

ASD（自閉症スペクトラム障害。以下、ASD／62ページ参照）において挙げられるのは対人関係における障害で、「**視線が合わない**」ことや「**人の顔を見ながら反応を確認しようとしない**」ことなどが特徴的です。

人は生まれながらに他人の顔に注意を向ける傾向にあり、生後3～5ヵ月の早い段

階から視線を合わせ、見つめることができるようになるのが一般的です。そのため、「視線を合わせる」「親の顔を見る」というきわめて自然な行為が見られないことには違和感を覚えます。

次に、**「ジョイント・アテンション（共同注意）をしない」**点も気になる行動の1つです。

「ジョイント・アテンション」とは、他者の視線の先を見る行動のことです。「親が『あそこにワンワンがいるね』と言ったら、親の視線の先にいる犬を見る」、あるいは「親が読む絵本を一緒に見る」などがこれに該当します。赤ちゃんは言葉を操ることができないかわりに、周りの人の視線の先を見て、その気持ちを察しようとしているわけです。ジョイント・アテンションは、人見知りなどと同様に社会性発達の重要なステップで、生後7～8ヵ月頃からできるようになるのが一般的です。

あるいは、**「指さしをしない」**。

赤ちゃんは、生後9～10ヵ月頃から「あっ！　あっ！」と言いながら空間やものを指でさし始めます。言葉で表現できない分、指さしを通じて自分の関心を共有したり、何かを要求したりするのです。

　このような、「ジョイント・アテンションをしない」「指さしをしない」といった傾向も、ASDの特性がある子に見られることの多い特徴です。ASDにおいては「我《われ》関《かん》せず」、あるいは「人に対して興味が薄い」面があり、他人と感情や関心を共有したいという気持ちが少ないからだと考えます。

■**幼児期（1歳〜小学校就学前まで）**

　言葉をしゃべり、体を動かすことが乳児期よりもはっきりとしてくる幼児期には、子どもの言動に対する違和感も顕著になってきます。

　1つは、「**言葉の発達が遅れる**」。これもジョイント・アテンションや指さしと同様、ASDのお子さんによく見られる言動です。

　赤ちゃんは1歳になるまでは「あー」「うー」などの母音から始まる言葉（喃語《なんご》）を口にし、1歳を過ぎると「ブーブー」など意味のある言葉をしゃべるようになると言われています。そして、2歳を過ぎると「パン　ちょうだい」「ママ　おもちゃ　とって」など、2〜3語の文章（2語文、3語文）をしゃべるようになるのが一般的です。

3歳頃を過ぎても言葉が出ない場合などは、発達障害を疑うことになりますが、言語の遅れが知的障害によるものなのか、ASDなどの発達障害によるものなのかは、この時点では判別が難しいところです。

ASDで知的能力が高いケースにおいては、3歳までしゃべらない場合でも、その後にぐっと伸びて言葉の遅れを取り戻していく人が大半です。実際、ASDの特性を持つ人たちに子どもの頃の話を聞くと、「自分は3歳まで一切しゃべらなかった」という人も見られます。一方でASDの中でも、古典的な自閉症（カナー型の自閉症）においては重度の知的障害を合併することも少なくないため、注意が必要です。

ASDにおいては、言葉の独特の使用法を示すことがあります。独特の声の調子、単調な話し方、奇妙な言葉のリズムが見られるほか、反響言語（オウム返し）や奇声も認めます。また、呼びかけに反応しないケースもしばしば見られます。

この他、ASDにおいては、奇妙な動作（手の甲を見せながらバイバイするなど）や、リズミカルに繰り返す動き（手をひらひらさせるなど）、さらに特定のものへの強い興味を示すことがあります。この場合、興味の対象となるものは通常は「生物ではないもの」で、乗り物、幾何学的な模様、数字、文字などが挙げられます。時計の振り子をいつまでも見ている子どももいました。

一方、発達障害の中でも、ＡＤＨＤ（注意欠如多動性障害。以下、ＡＤＨＤ／70ページ参照）の特性のある子どもの場合は、また異なる行動を示します。

典型的な特徴は、「**いつも動き回っている**」。座っているのが苦手だったり、部屋の中を走り回るのが好きだったりするのです。

あるいは「**全然寝ようとしない**」。「夜遅くに私たちが寝させようとしても必死に抵抗して、疲れ果ててやっと寝る毎日なんです」という親御さんの声をよく聞きます。

このような「いつも動き回っている」「全然寝ようとしない」といった例からもわかるとおり、活動性が高くエネルギーにあふれている状態が長時間続くのが、ＡＤＨＤの子どもの傾向と言えます。

また、ＡＤＨＤの幼児の場合、一方的な行動が特徴的です。これは興味のあるものに強くひかれ、その衝動をコントロールできないことによると考えられます。親と外出して歩いているときに、何か気になるものが目につくと、自分で勝手にその方向に走って行ってしまう行為などが見られます。

その他、発達障害においては「**子ども同士の関わりが薄い**」「**いつも１人で遊んでいる**」「**集団の輪に入れない**」「**他の人と一緒の行動がとれない**」といった行動も見られることがあります。「他の人と一緒の行動がとれない」というのは、保育園のお昼寝の時間に１人寝ずに園庭をお散歩する、みんながイスに座って話を聞いているときに１人寝そべって聞いている……といった言動を指しています。

このような行動には、二通りの解釈が可能です。一つには、他者への関心が薄く、他者と関わりを持とうしないＡＳＤ的な特性の表れである可能性があります。一方で、自分の関心のあることだけに熱中してしまうＡＤＨＤ的な行動の表れとも考えられます。

さらにＡＳＤにおいては、感覚障害、特に感覚過敏を示すこともあります。これはすべての感覚で起こる可能性があり、周囲の音に過敏、抱っこされることを嫌がる、極端な偏食などとして表れます。加えて、運動のぎこちなさ、些細なことがきっかけでパニックになったり、かんしゃくを起こしやすいことが指摘されています。

しかしながら幼児期においては、複数の発達障害の特徴を示すことが珍しくはなく、明確に診断をつけらないこともまれではありません。また軽症の場合は、問題を認知されないこともしばしば見られます。

■児童期（小学校時代）

小学校に入学すると、座学中心の授業が始まるため、その時点でさまざまな特性が見つかりやすくなります。

特に顕著なのは、ＡＤＨＤの多動傾向による**「立ち歩く」「おしゃべりが止まらない」**といった行動です。この場合、先生方は教室のいちばん前の席に座らせるなどの方法で、その子の注意を授業に向けさせるような工夫をされているようです。

ただし注意が必要なのは、多動と言えば必ずしも「立ち歩き」を意味しているわけではない点です。実際、授業中に立ち歩くほどの多動は頻度が低いこと、年齢的にも小学校2年生くらいで見られなくなる点は認識しておく必要があります。

これに対して、貧乏ゆすり、椅子をガタガタさせる、いつも体をくねらせたり動かしたりする、といった軽症の多動は児童期から思春期、時には成人期まで持続することが見られます。

また、学校の中でも、「**授業の内容についていけない**」といった知的レベルの障害が明らかになってくる時期です。

小学校で児童の発達障害が疑われる場合、スクールカウンセラーが対応可能であれば、直接その子にヒアリングをしたり、様子を観察したりします。そして、状況によっては知能テストを受けることをすすめる……という流れで、お子さんの状態を先生方と親御さんで理解・共有していくことが重要です。担任の先生から地域の療育センターなどへの相談や病院での受診をすすめられることもあるため、その助言に対応する必要があります。

一定数の親御さんは、こういった相談や受診を不名誉なこととして、否定的に捉えがちです。しかしながら、早期にお子さんの特性を把握し対応することは、子どもの発育にとって重要であることは言うまでもありません。

ＡＳＤの児童期には、対人関係の問題が次第に顕著になります。多くの子どもが小学校などの集団生活において、「常識的」な人間関係とはどういうものかを身につけていきますが、ＡＳＤの子どもはこのプロセスがあまり得意ではありません。

彼らは、学校行事などの決められた予定に合わせることが苦手で、生活習慣にこだわりが強く、人の目を見て話すことや相手の感情を推しはかることが不得手です。思っていることを相手の気持ちを考えずに述べてしまうきらいもあり、集団に仲間入りできず、しばしば攻撃、いじめの対象になりがちです。

発達障害なのか？ 〝愛着障害〟なのか？

知的障害の有無、発達障害の有無、そして〝愛着障害〟の有無

お子さんが発達障害であるかどうかは、

①知的障害があるか、ないか

②ASDやADHDなどの特性が見られるか、見られないか

を判断基準にしながら診断していきます。

「自分は発達障害なんです」と自己開示していらっしゃる方や、思春期以降あるいは大人になってから「自分はもしかしたら発達障害なのかもしれない」と思って受診される方も多いですが、知的障害は見られない場合がほとんどで、これまで通常の日常生活を送っている方々なわけです。

それに対して、自立した日常生活経験のない子どもの場合、知的障害の度合いがど

の程度のものなのか把握しにくい面があります。

さらに、

③〝愛着障害〟があるか、ないか

ということも、お子さんの発達障害の把握を複雑にしている場合が見られます。なお〝愛着障害〟とあえて〝〟（ダブルクォーテーション）で括ったのは、診断基準集にある正式な診断名ではなく、いわゆる通称のためです。

〝愛着障害〟は、DSM－5（米国精神医学会が刊行している『精神疾患の診断・統計マニュアル』第5版、以下DSM－5）の診断基準においては「反応性アタッチメント障害」と「脱抑制型対人交流障害」の2つに区別されています。

■反応性アタッチメント障害とは？

虐待や育児放棄などを受け、安心・安全の感情が満たされずに育った子どもは、親子の愛着（これを「アタッチメント」と呼びます）がうまく築けなくなることがあります。

その結果、精神的な安定感を持てず、幼児期以降に、大人や友だちとのコミュニケーションや自分の精神的なコントロールに問題が生じるケースがあります。
具体的には、

・喜怒哀楽の感情表現、特に嬉しさや楽しさの表現が少ない

・辛《つら》いとき、甘えたいときに素直に甘えられない

・他人に無関心で、用心深く、信頼しようとしない

・引きこもる、隅っこでおとなしく目立たないようにする

といった行動があり、これは一見するとＡＳＤのお子さんがとる孤立した行動と非常に似ているのです。

そのため、「このような行動が見られるのは、ＡＳＤによるものなのか、それとも反応性アタッチメント障害によるものなのか？」の判断が必要となります。

■脱抑制型対人交流障害とは？

脱抑制型対人交流障害も、反応性アタッチメント障害と同じように、虐待や育児放棄などの不適切な養育を受けたことが原因で起こります。ただし、行動は反応性アタッチメント障害と対照的です。

具体的には、

・大げさにはしゃぐ

・初めての場所でも怖がらずに行ってしまう

・初対面の見知らぬ大人にも無警戒に近づき、過剰に馴れ馴れしい言葉や態度で接し、ためらいなくついて行ってしまう

といった行動です。これらはＡＤＨＤのお子さんに見られる行動に類似しているため、「このような行動が見られるのは、ＡＤＨＤによるものなのか、それとも脱抑制型対人交流障害によるものなのか？」と判断に迷うわけです。

障害のある子どもが虐待を受けるリスクは高い

加えて、「お子さんの行動は、発達障害によるものなのか？　それとも〝愛着障害〟によるものなのか？」に関する判断をより困難にするのは、「発達障害と〝愛着障害〟の両方が原因」というケースもあることです。

私は、発達障害をお持ちのお子さんを愛情深く育てていらっしゃるご両親をたくさん知っています。ですから、これからお伝えするデータが「すべてのケースに当てはまるわけではなく、一部の問題である」ということは念頭に置いてください。

2009年に発表された「全国児童相談所における家庭支援への取り組み状況調査報告書」からのデータになりますが、

- **身体障害のある子どもの場合、虐待を受けるリスクは健常発達児の4・3倍**
- **知的障害のある子どもの場合、虐待を受けるリスクは健常発達児の13・3倍**

という数字が報告されています。

お子さんに何らかの障害があれば、子育て中にしつけやケアを繰り返し行うことになります。親御さんにとっては負担も大きく、心理的なストレスがかかる状況であるわけです。

一方、障害のあるお子さんの場合、健常発達のお子さんと比べて社会的な経験が少ないことが多く、過ごす世界が狭くなりがちであるため、親御さんへの依存度がどうしても高くなります。このような両者の状況から、障害を持つお子さんの家庭では、虐待が起こりやすいのです。

たとえば、お子さんがＡＤＨＤでいつも大声を出しながら歩き回っている。その姿を見て、親が怒り、時には手が出る……といったことが起きるわけです。

その結果、「生来の発達障害に、環境由来の〝愛着障害〟が加わっている」というお子さんも一定数存在しています。

さらに事態を複雑にしているのは、発達障害の子を持つ親は、子どもと類似した発達障害の特性を持つ傾向が強いことです。

「カメラアイ」の人は「フラッシュバック」を起こしやすい

では、〝愛着障害〟を患ったお子さんには、どのような症状が出てくるのでしょうか？

１つは「**フラッシュバック**」。これはＰＴＳＤ（心的外傷後ストレス障害。以下、ＰＴＳＤ）に特徴的な再体験症状と類似した症状です。

たとえば、暴力を受けた瞬間の映像を、当時と同じような恐怖や感情を伴って思い出してしまうのです。そして、現実を認識できず、周囲からの呼びかけに反応しなくなることもあります。映像が夢に出てくることもあれば、街を歩いているときに思い出してしまうこともあり、大人になっても治らない人もいます。

厄介な点は、**ASDには非常に記憶力が良い人が多い**という点です。

この記憶力の良さを「**カメラアイ**」と喩えることがあります。目の前の光景を、まるでカメラでパシャッと撮ったように記憶できてしまうのです。

たとえば、他の人が1行1行眼で追いながら読書するのに対し、「カメラアイ」の能力を持つ人は、ページをめくってパシャ、次のページをめくってパシャ……という感じで、一瞬で読み終えることが可能であり、それですべて記憶してしまうのです。

ところが、この記憶の良さゆえに、過去の辛かった出来事を、まるで目の前で再び起きているかのように鮮明に思い出してしまうことも起こるのです。

さらにASDにおいては、映像記憶と呼ばれる記憶のしかたをするケースも見られます。これはあるシーンについて、動画のように記憶する機能です。有効に利用できる場合もありますが、虐待やいじめの場面を繰り返し映像として思い出すことはとても辛いことだと思います。

言葉や暴力、その他による虐待は、どのお子さんに対しても絶対に避けるべきことなのですが、カメラアイや映像記憶の特性があるＡＳＤのお子さんに与える衝撃は、さらに大きなものとなっていることをぜひ知っておいてください。

長年の度重なる出来事によって起こる「複雑系ＰＴＳＤ」

前出のような「フラッシュバック」を起こすようになると、それに付随して「**パニック障害**」（突然、動悸、呼吸困難、吐き気などのパニック発作が起こり、何度も繰り返される疾患）や「**全般性不安障害**」（日々の生活や自身の健康状態などについて過度な不安や心配が長期間続き、イライラ、緊張、頻脈、発汗、手の震えなどを伴うこともある疾患）の症状が伴うこともあります。

フラッシュバックは、ＰＴＳＤに特徴的な再体験症状だと先ほど記しましたが、ＰＴＳＤというのは本来、交通事故、戦争といった「死」につながる１つの衝撃的な出来事で大きなショックを与えられることにより、引き起こされる症状です。

これに対して、虐待や育児放棄など、長年にわたる不適切な養育の中で度重なるショックを与えられることにより、引き起こされる疾患が「複雑性ＰＴＳＤ」です。フラッシュバック、パニック障害、全般性不安障害などの症状を示し、さらにうつ病などに進展していくケースも見られます。


ここまでの話をいったんまとめておきましょう。

お子さんの行動が発達障害によるものなのか、〝愛着障害〟によるものなのか、あるいはその両方によるものなのかを見極めるのは、なかなか難しいのです。

ただ、その原因が何であれ、そのままにしておけば、大人になってもフラッシュバック、パニック障害、全般性不安障害といった症状が持続する可能性があり、早めに専門家に相談する必要があるでしょう。

発達障害の子が学校で直面する問題

いじめられてしまう、いじめてしまうという負の連鎖

お子さんにとって、学校はイコール社会のようなものですから、発達障害のお子さんは学校という枠組みの中で、さまざまな問題を抱えることになります。

残念なことですが、発達障害のお子さんはいじめの対象になりやすいことが明らかになっています。私たちの調査では、ＡＳＤのお子さんはその40％以上がいじめられた経験があるという結果でした。

これは、ＡＳＤだけではなくＡＤＨＤのお子さんにも当てはまります。「友だちと関わろうとしない」といったＡＳＤの子ども、あるいは「落ち着きがなく、動き回る」といったＡＤＨＤの子どもの行動に対して、周囲の子どもたちが「人それぞれの特性」と認められず、いじめに走っている現実があります。また担任の教師も、この

ような特性を認識していない場合が少なからず見られます。

難しい点は、発達障害のお子さんが、いじめられる側ではなく、いじめる側になっているケースもあるということです。これはADHDのお子さんに見られることで、私のところに受診に来るADHDの大人の方の中にも、「私は昔、友だちをいじめていました」と告白する人がいます。また、一部のADHDは衝動性が強く、他の子どもに対して「つい手を出してしまう」ことがあるので、注意が必要です。

いじめや不登校で辛い思いをする子が少しでも減ってほしい

このような「いじめられる・いじめる」の問題をきっかけに、知的障害のあるお子さんなどの場合には、普通学級から移り、通級指導教室や特別支援教室を週に何日か利用するとか、特別支援学級を利用するなどの対応をとることが多いようです。

一方、知的障害の見られないASDやADHDの子どもの場合はどうでしょうか。

その際の判断は、アメリカなどの他国と日本ではかなり異なるようです。

たとえばアメリカの場合、学校生活に関するイニシアチブは学校側が握っていて、

「検査と診察を受けてください。その結果次第で、支援学級に移ることや下の学年に戻ることもあります」と告げられます。対して日本では「検査を受けるか？　病院を受診するか？　結果次第で支援学級に移るか？」は、親御さんと学校側の話し合いの後、最終的に親の判断に委ねられています。

この結果、親が世間体を気にして支援学級などを利用しないケースや、検査や診察さえ受けない例がしばしば見られます。

はたして、どちらのシステムが適切なのでしょうか。発達障害かどうかに限らず、アメリカでは「その子がもっとも学習しやすい環境で学ぶべき」という考え方が根底にあります。たとえば外国人の場合など、その子の語学力をしっかりと検査して、場合によっては「実年齢より下のクラスに入りなさい」という決定がなされることもあります。

発達障害であることをオープンにしているモデルの**栗原類さん**は、少年時代をニューヨークで過ごしています。おそらくは学力、語学力などを総合評価された上でのことでしょうが、日本からの編入の際、「1学年下のクラスに入れられた」というエピソードを語っています。

小学校の現行の仕組みでは、多人数の児童を1人の先生が見なければならず、現場の先生方にもさまざまな苦労があることは明らかです。

文部科学省が2022年に発表した「令和3年度児童生徒の問題行動・不登校等生徒指導上の諸課題に関する調査結果」によれば、

●小・中・高等学校及び特別支援学校における「**いじめ**」の**認知件数**は、**61万5351件**（前年度51万7163件）で、前年度に比べ9万8188件（19・0％）増加

●「**いじめ**」**の重大事態の件数**は**705件**（前年度514件）で、前年度に比べ191件（37・2％）増加

●小・中・高等学校における「**暴力行為**」**の発生件数**も、**7万6441件**（前年度6万6201件）で、前年度から1万240件（15・5％）増加

と、**いずれも増加の一途**を辿っています。

また、

●小・中学校における長期欠席者のうち、**不登校児童生徒数**は**24万4940人**（前年度19万6127人）で、児童生徒1000人当たりの不登校児童生徒数は25・7人（前年度20・5人）

で、**不登校児童生徒数は9年連続で増加し**、**過去最多**とのことです。

このままの学校の仕組みを続けていては、残念ながらいじめも不登校も年を追うごとに増えていくことが予想されます。

いじめや不登校で辛い思いをする子が減ってほしいと私は願っていますが、多くの人も同じ思いでしょう。しかし、現実にはいじめも不登校も減るどころか増加傾向が見られます。では、いったいどうすれば良いのでしょうか？

私は、教育システムに関する「**柔軟性**」という言葉にヒントがあると考えています。これは、「多様性」と言い換えてもいいでしょう。

発達障害の人たちに話を聞いていると、何人かが「高校時代までは辛くて、辛くて……。でも、大学に入ったら毎日が急に楽になりました」という話をよく聞きます。

何が辛かったのかと尋ねたところ、

「1時間目から、決められた授業に行かなきゃいけなかったのが辛かったんです。大学になるとどの授業を取るか自分で選べるから、2限目からの授業を選んで、ゆっくり朝起きて大学に通っています」

「いろいろな学校のきまりや、目に見えないルールがあって、それに合わせるのが難しかった」

という答えや、

「教室の中でみんなと一緒に座っているのが辛かったです。コロナの影響で大学の授業の多くがオンラインになったときにはすごく気が楽になりました」

「周りから、いつも言動をチェックされているように思えて辛かった」

という答えが返ってきました。

もちろん、これらの答えとは逆に「時間割が決まっている方が安心できる」「オンラインだとまったく集中できない」という人もいるでしょう。

ただ、子どもたちに「選択する自由」があってもよいと思うのです。

発達障害の子どもにおいては、睡眠のリズムが不安定なことや不眠に加えて、過眠の症状もまれではありません。朝からの授業が辛いのであれば、それはアーカイブで自習してもらい、2時間目から学校に来ればいい。対人的な緊張が強く、教室で授業を受けるのが難しい場合は、オンラインで出席すればよいでしょう。

すべての子どもたちに同じルールを求めるのではなく、選択の幅を与えてあげる。そうすれば、ＡＳＤの子もＡＤＨＤの子ももう少し学校生活が過ごしやすくなり、学校を楽しむ気持ちがでてくると思います。もっともそのためには、現在よりクラスを少人数にすることが必要になると考えられます。

小学校時代の通知表に診断材料が残されている

なお、大人になってから「自分はもしかしたら発達障害なのかもしれない」と診断を受けに来られる方々によく尋ねるのは、**「小学校の通知表のコメント欄には何と書かれていましたか？」**ということです。可能なら小学校時代の通知表を持参してもらいます。

いったいなぜか？　それは、その人の子ども時代の〝客観的行動評価〟が通知表に書かれているからです。

たとえば、「この頃は忘れ物が少なくなってきましたね」というコメントがあれば、「ああ、この人はかなり忘れ物をしていたんだな」とわかりますし、生活欄で他の項目はすべて「○」なのに「物が片づけられない」の項目だけが「△」であれば、「片づけが苦手なんだな」とわかります。そういったことが診断材料となって「この人はADHDの特性がありそうですね」といった診断につながるのです。

本人に「子どもの頃はどうでしたか？」と尋ねたり、親御さんに「子どもの頃はいかがでしたか？」と尋ねることも必要です。ただ、大人になった本人に聞いても、恥じらいや認めたくない気持ちから「特に変わったことはありませんでした」と答えたり、だいぶ昔のことなので「よく覚えていません」という答えが返ってきたりすることも多くあります。

また、親御さんの場合は、忙しさを理由に「共働きだったので、子どもの様子をあまり知らないんです」という答えや、親のバイアスが働いて「普通だったと思います」という答えが返ってきたりすることがあります。そういう意味でも、小学校担任の通知表のコメントは、他者による評価という点で貴重なのです。

診察に来るのが小学校のお子さんであれば、通知表に頼らずとも、毎日の学校の様子をヒアリングしたり、受け答えの様子を見たりすることで診察ができます。ただ、その場合でも通知表は参考になります。

もしかしたらウチの子は発達障害かもしれないと感じたら、小学校の通知表をすみずみまで読み返してみましょう。その上で気になるようであれば、専門機関を受診してみると良いのではないでしょうか。

発達障害の特性を持つ人たちが世の中を変えていく

実は、発達障害者の中には、世の中を変える能力やパワーを持った人たちが少なからずいます。発達障害はマイナス面だけではないのです。

まずは、国内から挙げてみましょう。

歌手の**米津玄師さん**は、20歳のときにASDの診断が出たと自ら公表していますし、「SEKAI NO OWARI」のヴォーカル**Fukaseさん**や、著作家・経済評論家として活躍する**勝間和代さん**もADHDであることを公表しています。

新しい事業を起業した人には、発達障害、特にADHDの人が多い印象です。楽天創業者の**三木谷浩史さん**は、同氏の半生をルポルタージュした書籍の中で「ADHDの傾向があるかもしれない」と自己診断しています。ニトリ会長の**似鳥昭雄さん**もご自身でADHDと公表しています。

また、『裸の大将放浪記』というテレビドラマで一躍知られることになった放浪画家の**山下清さん**は、サヴァン症候群（知的障害や自閉症に特異な才能、能力を伴うケース／78ページ参照）だったと言われています。古くは、浮世絵画家の**葛飾北斎**もADHDであったと考えられています。

海外に目を移しましょう。

マイクロソフト創業者の**ビル・ゲイツさん**、そして映画監督の**スティーブン・スピ**

ルバーグさんは、自身が発達障害であると公表しています。さらにアップルの創業者である**スティーブ・ジョブスさん**も、発達障害の特性が色濃く見られます。

さらに過去にさかのぼれば、科学者の**アルベルト・アインシュタイン**、作家の**フランツ・カフカ**、ルネッサンス時代の芸術家**ミケランジェロ・ブオナローティ**などはASDだったと言われています（カフカについては、統合失調症という説もあります）。

俳優の**ウィル・スミスさん**は「大人になってから発達障害の診断がついた」と公表していますし、俳優の**トム・クルーズさん**は「7歳のときにLD（学習障害。以下、LD／73ページ参照）であると診断を受け、集中して文章を最後まで読もうとしても内容がまったく頭に入ってこなかった」という主旨のコメントをしています。俳優の**キアヌ・リーブスさん**も、同じくLDであることを、映画『ハリー・ポッター』の**エマ・ワトソンさん**と**ダニエル・ラドクリフさん**は、共にADHDであることを公表しています。

他にも、電気自動車メーカー・テスラの共同創設者として有名な**イーロン・マスクさん**は、アメリカのテレビ番組の中で自身がASDであることを公表していますが、

発達障害の著名人

ASD	LD	ADHD	その他（特定の発達障害ではない方、その他の症候群など）
ミケランジェロ・ブオナローティ	レオナルド・ダ・ヴィンチ	葛飾北斎	山下清
大村益次郎（江戸時代末期の軍人、医師）	トム・クルーズ	パブロ・ピカソ	栗原類
ルイス・キャロル	キアヌ・リーブス	似鳥昭雄	ビル・ゲイツ
アルベルト・アインシュタイン	ミッツ・マングローブ	勝間和代	スティーブン・スピルバーグ
フランツ・カフカ	柳家花緑	三木谷浩史	ウィル・スミス
オードリー・タン	—	Fukase（SEKAI NO OWARI）	ビリー・アイリッシュ
米津玄師	—	エマ・ワトソン	ジェフ・ベゾス
—	—	ダニエル・ラドクリフ	—
—	—	イーロン・マスク	—

※アインシュタイン：LDの特性も指摘
※カフカ：統合失調症という指摘もあり
※ダ・ヴィンチ：ADHDという説もあり
※柳家花緑：ADHDの特性もあり
※敬称略

実際の特徴を検討すると、むしろＡＤＨＤの特性に近いものを持っているようです。独特な発想と途方もない行動力、好んで危険なことをする点、それと同時に生来のいたずら好きな点は、ＡＤＨＤとして典型的です。

オリンピックで累計23個の金メダルを獲得した、アメリカ出身の競泳選手**マイケル・フェルプスさん**は9歳のときに、ＡＤＨＤの診断を受けています。

そして歌手の**ビリー・アイリッシュさん**は、トゥレット症候群（75ページ参照）であることを公表しています。

もしもオードリー・タンさんが朱教授と出会わなかったら……

発達障害の特性を活かして活躍している著名人の1人が、「台湾の天才」と称される、オードリー・タン（唐鳳。以下、オードリー・タン）さんです。元々はプログラマーとして知られており、２０１6年に台湾政府のデジタル担当大臣に就任。２０２０年のコロナ・ショックでは、ＩＴ技術を駆使してマスクの増産と適正な配分、買い占めの防止、購入履歴の管理などを行い、台湾でのマスク不足を未然に防いでコロナ対策を成功に導きました。

本人は特に公表していませんが、この人には**「数字に非常に強い」「記憶力が極めて高い」といったASDの特性**が顕著に見られます。

ただ、その天才性ゆえに通常の学校には適応できず、9年間で3つの幼稚園と6つの小学校を転々としています。そして最終学歴は中学校中退となっています。

タンさんの学力は、小学校の時点で教師の学力レベルをすでに上回っていたそうです。優等生クラスに配属されるものの、他の生徒からはいじめられ、理解のない教師から体罰を受けることもあったことが知られています。

学校を休みがちになって家に閉じこもり、コンピュータや本と向き合って過ごす日々。そんなタンさんを両親も理解できず、家庭もやすらぎの場所ではなくなってしまいました。特に父親とは、たびたび激しい言い争いをしていたそうです。

そんなタンさんにとって人生の転機となったのが、台湾大学の数学者・朱建正《ヂュー・ジェンセン》教授との出会いです。朱教授はギフテッド（英語のgiftedに由来する、勉強や芸術、運動、リーダーシップなどで、人よりも突出した才能を持つ人たちのこと）教育について研究をしており、数学についてディスカッションをするグループも主宰していました。朱教授は数年のあいだ、毎週タンさんとディスカッションする機会を設けてくれました。タンさんはそのとき初めて、自分の知識欲が満たされる経験をしたそうです。

タンさんの公共に尽くす姿勢に接するたびに、私は「公明正大で、自分の利益を度外視し、利他の心を持っている人」であると驚くとともに、その高い志に感銘を受けています。もしもタンさんが、朱教授のような良き理解者に巡り合っていなかったら、タンさんは埋もれたままであり、台湾での活躍も見られなかったと思います。

タンさんと朱教授の関係は、発達障害の人にとって、たった1人の理解者の存在がどれだけ大きなものなのかを物語っています。

「個性」を認めず多様性に欠ける社会はやがて衰退していく

発明家、芸術家、起業家……発達障害を持つ人の中から、世の中を新たな方向へ導く力を持った人たちが数多く生まれています。発達障害を「疾患」「障害」と見るのではなく「個性」として認め、その「個性」を社会は尊重すべきです。彼らの才能の芽を摘むことは、社会的にも大きな損失なのです。そのためには、初期の教育の重要性は非常に大きいでしょう。

オランダでは、小学校1クラスの人数が15～20人程度と少なく、個別授業を主体としています。多様性が認められ、いじめも起こりにくく、世界トップクラスの幸福度を誇っています。

翻《ひるがえ》って日本はどうでしょうか？　海外の人たちからは、「日本の社会は『中の上くらいの人』をたくさん作る教育システムになっている」とよく言われます。昔であれば「まあ、まあ」とうまくやってきたところもあり、ダブルスタンダードで寛容に見られた部分も多かったのですが、21世紀に入って社会的な管理が厳しくなり、多様性が失われています。このようなシステムの中で、一人ひとりの個性が切り捨てられ、「変わった子」と見なされた発達障害の子どもたちは排除されることが増えているのです。

そのような息苦しさは、統計的なデータにも表れています。ユニセフ（国連児童基金）が2020年に公表した報告書「子どもたちに影響する世界」によれば、日本の

子どもの幸福度の結果：日本の分野別順位

分野	指標
精神的幸福度（37位）	生活満足度が高い15歳の割合
	15～19歳の自殺率
身体的健康（1位）	5～14歳の死亡率
	5～19歳の過体重／肥満の割合
スキル（27位）	数学＋読解力で基礎的習熟度に達している15歳の割合
	社会的スキルを身につけている15歳の割合

出典：ユニセフレポートカード16「子どもたちに影響する世界：先進国の子どもの幸福度を形作るものは何か」

子どもの幸福度は先進38ヵ国中20位、精神的幸福度に至っては38ヵ国中37位とほぼ最下位になってしまいました。

個性を認めない社会は、やがて衰退していくことが予想されます。しかし、日本がそうであってほしくはありません。このような状況に対して、日本も国家として教育システムの変更など新たなパラダイムの作成が求められているのです。

生活満足度が高い15歳の子どもの割合

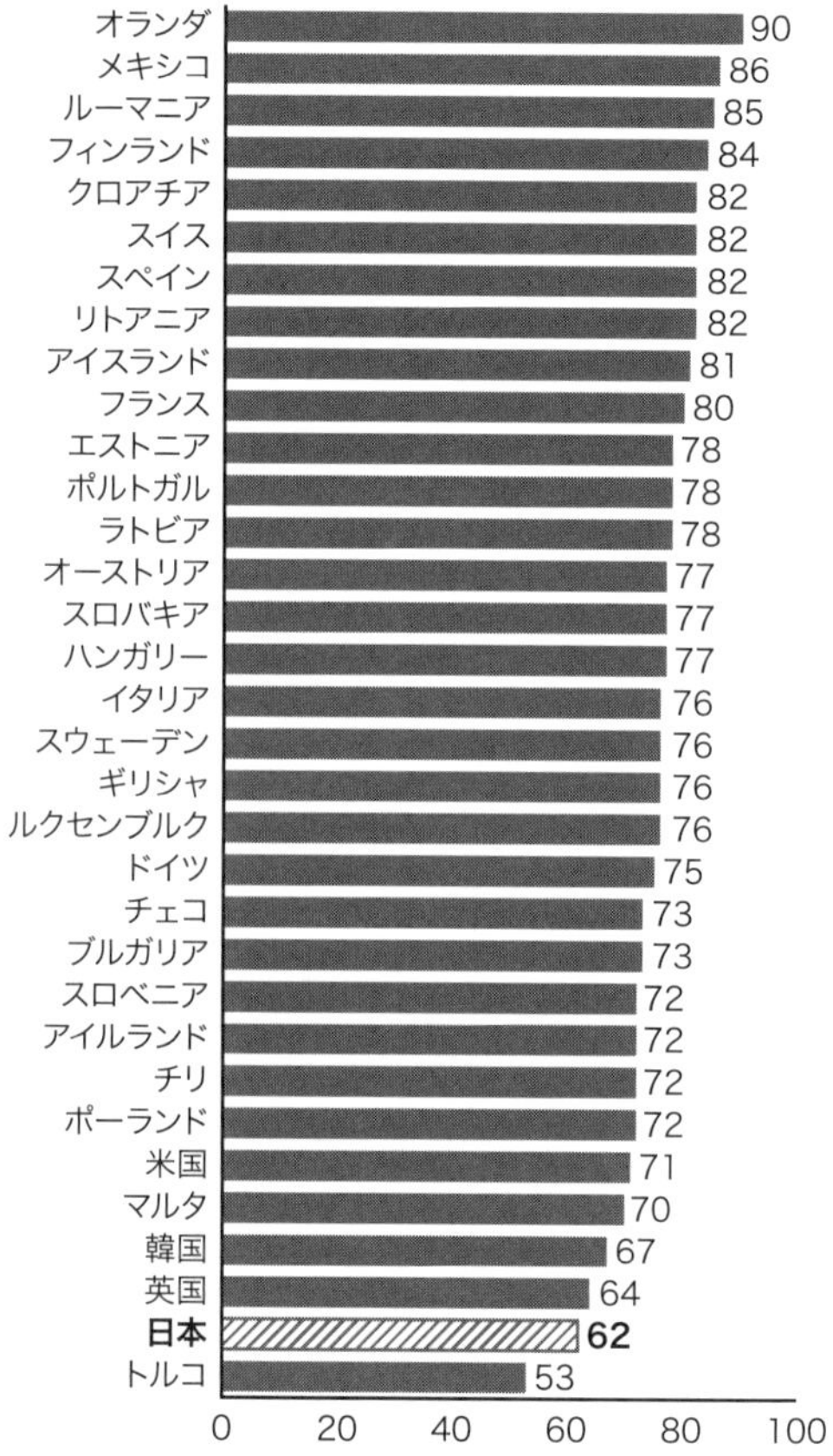

注：生活全般の満足度に関する設問（「キャントリルの梯子」尺度）で、0 ～ 10 のうち 6 以上を選んだ子どもの割合。オーストラリア、ベルギー、カナダ、キプロス、デンマーク、イスラエル、ニュージーランド、ノルウェーはデータなし。

出典：PISA 2018をもとに作成

第 1 章

あらためて
発達障害とはなにか？

「発達障害」はさまざまな疾患の総称である

米国精神医学会刊行の診断基準に基づいて定義

この章では、発達障害を理解する上で必要な基本の用語の解説をしていきます。

まずお伝えしたいのは、「発達障害」は単一の病名ではなく、さまざまな疾患の総称だということです。

行政における「発達障害」の定義は、2005年4月に施行された「発達障害者支援法」という法律上で示されています。そこでは、次のように定められました。

「自閉症、アスペルガー症候群その他の広汎性発達障害、学習障害、注意欠陥多動性障害その他これに類する脳機能の障害であってその症状が通常低年齢において発現するものとして政令で定めるもの」（定義　第二条より）

医学の分野における発達障害の定義は、ＤＳＭ－５に基づいています。この診断基準は、何年かおきに改訂が行われるのですが、その間の研究成果を反映して疾患の定義も見直され、日本の医学界での定義もそれに応じて変更されてきました。

実際、第４版（ＤＳＭ－Ⅳ－ＴＲ）まで「広汎性発達障害（ＰＤＤ）」と呼ばれていた疾患が、第５版で新たに「自閉症スペクトラム障害（自閉スペクトラム症：Autism Spectrum Disorder、以下ＡＳＤ）」という名称に変更になったため、日本でも２０１３年頃から「広汎性発達障害」は「ＡＳＤ」と呼ばれるようになっています。

……と、いきなり専門的な用語ばかりで、戸惑われた方もいるかもしれませんね。

繰り返しになりますが、ここでもっとも重要であるのは、「発達障害」はこれから解説していくＡＳＤ、ＡＤＨＤ、ＬＤなどさまざまな疾患の総称ということです。

ただし、中には**「えっ、発達障害＝自閉症のことではないの？」と誤解**されている方も一定数いらっしゃいます。また、「空気の読めない人」「場の雰囲気がわからない人」を発達障害と考えている人も多いようです（この場合はASDの中のアスペルガー症候群が想定されているようです）。

誤解の要因は、発達障害の語句の定義、症状の重さ、治療の歴史などいくつか考えられます。これらの点に関しては後述します。


また、各症状の解説に入る前に強調しておきたいのは、**「それぞれの疾患（障害）について明確な境界線が存在するわけではない」**という点です。

たとえば、自閉症とアスペルガー症候群。これらはASDのカテゴリーに入ります。けれども、この2つには共通の特徴が数多くあります。ASDの中でもっとも重症であるのが自閉症、軽症なのがアスペルガー症候群ですが、全体としてはスペクトラム（連続体）を形成しています。

さらには養育状態など環境由来の〝愛着障害〟、思春期にはうつ状態や不安障害などの一般的な精神疾患が併存している可能性があります。このように、症状は複雑に重なり合っていることがあり、実際の診療で「あなたは自閉症ですね」「あなたはア

発達障害の概略

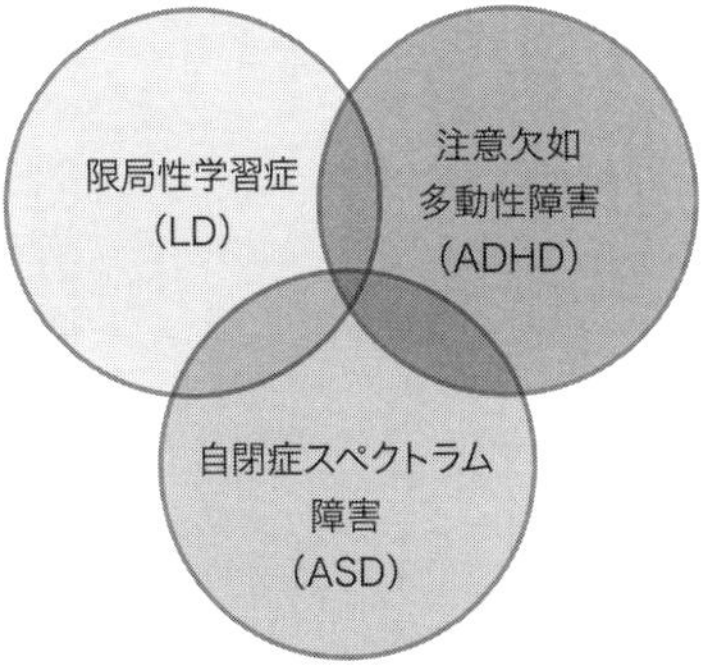

発達障害は、おもに上記の3タイプに分類される。単独で症状が現れることもあれば、重複して現れることもある。そのため、各障害の境が明確にあるわけではなく、互いが重なり合っている。

ADHD

- 症状：注意力が続かず、落ち着きがないことが多い
- 診断：問診を中心に、時間をかけて行われる

→困ったことがあれば、小児科や保健センターなどに相談する
→周囲と連携しながら、特性に合わせた対応をとる

LD

- 症状：文字がうまく見えず、「読み」に支障が出ることが多い
- 診断：各種知能テスト・検査を実施

→（就学時であれば）まずは学校の先生に相談する
→学習方法を工夫して自信をつける

ASD

- 症状：コミュニケーションの障害と、興味や行動への強いこだわりを持つ
- 診断：問診で特性の有無や程度を確認する

→友だちとのトラブルが増えると、引きこもりなどにつながることも
→「療育」によって特性を知り、人との関わり方を学ぶ

出典：「きょうの健康」（2018年11月号、NHK出版　日本放送協会）

スペルガー症候群ですね」といったように単一で明確な診断を下せないことは珍しくありません。さらに発達障害の個別の疾患についても症状の重なりが大きく、しばしば2つ以上の障害が併存しているケースも見られます。

このような前提を踏まえた上で、用語についての解説を読んでいただけたらと思います。それでは、ここから各用語の解説に入ります。

知っているようで実は知らない言葉の定義

ASD

前述のとおり、米国精神医学会が刊行するDSM－5において、それまで「(広汎性発達障害)PDD」と呼ばれていた疾患が「自閉症スペクトラム障害」という名称になり、内容も一部変更になっています。

ＤＳＭ－５以前は、ＰＤＤの下位分類として、以下の３つの疾患が存在していました。

- **自閉症**（自閉性障害）
- **アスペルガー症候群**（アスペルガー障害）
- **特定不能の広汎性発達障害**（ＰＤＤ－ＮＯＳ）

ところがＤＳＭ－５においては、これらの下位分類が廃止され、すべてＡＳＤとしてまとめられて、自閉症やアスペルガー症候群という名称は公式には使用されなくなりました。この背景は明らかになっていませんが、アスペルガー症候群の最初の提唱者であり由来となった小児科医のハンス・アスペルガー医師（ウィーン大学教授、当時）が、第二次大戦中にナチスの協力者であった可能性が指摘されたことが原因のようです。

ここでは、ＡＳＤ全般について解説した上で、自閉症とアスペルガー症候群についても説明を加えます。

ＡＳＤは生まれながらの疾患です。幼児期に、行動上の問題から明らかになることが多く、出現頻度は０・８〜１％程度で、男子に多いとされています。

ＡＳＤの症状として特徴的なものが、「対人関係、社会性の障害」です。「自閉」はＡＳＤの特徴的な症状とされますが、統合失調症で見られる「自閉」とは様子が異なっています。

統合失調症の「自閉」の場合は、不安や恐怖感、さらに周囲に対する被害妄想的な気分や感情が原因であることが多いのですが、ＡＳＤにおいては、他者の存在をきちんと認知していないため、あるいは他者に興味を感じないために「自閉」となることがしばしば見られます。

また、ＡＳＤのお子さんは、集団の中で他の子を無視して奇声をあげたり、１人で跳ねまわったりすることがありますが、**周りの子に怯《おび》えているわけではなく、「他人とつながる」という感覚が少ないため**なのです。

したがってＡＳＤのお子さんの場合、**集団の中に入れないのではありません。集団の中に存在しているにもかかわらず、他者との関係が希薄であるというのがＡＳＤの**

姿です。その意味では、「自閉症」という病名は誤解を招きやすいと思います。

また、ＡＳＤのお子さんには、すべてとは言いませんが**言語によるコミュニケーションの障害**がよく見られます。

前述したように、言語発達の遅れを示すケースが見られ、さらに相手の言葉をオウム返しで言う（「**反響言語**」と言います）ことや代名詞の逆転など独特な言語の使用が見られます。加えて、他人の手を使って意思を伝える（これを「クレーン現象」と呼びます）などの特徴を示すこともあります。

さらにＡＳＤのお子さんの場合、診断基準にも記載されていますが、「**特定の事柄に対するこだわりや興味の偏り**」**も主要な症状**です。たとえば、「外出の道順」「物の位置」が同じでなければ気が済まない。あるいは、列車の時刻表、電話番号、スポーツの試合の記録などの数字に固執する……そういった点は「**強迫神経症**（**強迫性障害**）」の強迫症状に類似しています。

ＡＳＤの中で、もっとも重症のタイプが従来の「自閉症」です。ＤＳＭ－Ⅳ－ＴＲにおいては、「自閉性障害」と命名されていました。

自閉症は、次のような特徴をもつ障害で、幼児期から何らかの特徴的な症状が見られます。

・言葉の発達の遅れ

・対人関係や社会性の障害

・コミュニケーションの障害

・パターン化した行動、こだわりや興味・関心の偏り

自閉症の場合、知的障害を伴う例が多いことが知られています。また、最近の双生児研究では「一卵性双生児の一致率が88％、二卵性双生児の一致率が31％」と報告されていることからもわかるとおり、遺伝的影響が高い疾患です。

ＡＳＤの中でもっとも軽症の一群は、**アスペルガー症候群と呼ばれていました**（**ＤＳＭ－Ⅳ－ＴＲにおいては「アスペルガー障害」**）。

自閉症とアスペルガー症候群には、共通した症状が多くあります。もっとも異なる点は、アスペルガー症候群では知的障害を伴わないばかりか、平均より高い知的能力を持つことがあるのに加えて、言語発達の遅れが見られないことです。

アスペルガー症候群では、自閉症の人たちと同じく、**対人関係・社会性の障害**が見られ、対人関係が苦手で、学校や職場などの集団生活の中でさまざまな問題が生じます。教室では、興味のない授業や集団活動にまったく参加しなかったりするため、集団から孤立することもあり、いじめの標的になる傾向があります。

また、自閉症の人たちと同じように、**相手の表情やしぐさなどの非言語的なメッセージを感じとれない**ケースが見られます。

ただし、自閉症と比較するとこれらの障害は軽度であり、自らの努力によりコミュニケーション技術を習得することが可能なため、実際の場数を踏んでいくことで、社会の中でどのように振る舞えばいいのかを体得し、問題なく過ごしている人は少なからず見られます。

余談になりますが、自閉症はアメリカの児童精神科医レオ・カナーによって「早期

ASDの診断基準

コミュニケーションの障害

下記3つにすべて該当するかを確認

⑴他人と会話をしたり、感情を共有することが困難

⑵コミュニケーション場面で、非言語的コミュニケーション(ex.身振り手振り)がとれない

⑶年齢に応じた対人関係を築くことが難しい

興味・行動への強いこだわり

下記のうち、2つ以上に該当するかを確認

⑴同じ動きや会話を、ずっと繰り返す

⑵同一性への強いこだわりを持つ

⑶限定的で固執したこだわりがある

⑷音や光などの感覚刺激に対して、極端に過敏もしくは鈍感

両方該当した場合は、**「ASD」**と診断。

出典:米国精神医学会「DSM-5」をもとに作成

幼児自閉症（early infantile autism）」と命名され、１９４３年に初めて報告されました。知能や言葉の発達の遅れ（知的障害）を伴うことが顕著な特徴とされ、カナーはこの疾患が統合失調症が早期に発症したものと見なしていました。

それに対して、翌年（１９４４年）にウィーン大学の小児科教授であったハンス・アスペルガーは「自閉症に類似しているが高い知能を示す小児疾患」を「自閉性精神病質」と命名しました。この疾患を、後にイギリスの児童精神科医ローナ・ウィングが、報告者の名前をとって「アスペルガー症候群」と名づけたという経緯があります。

ＤＳＭ－Ⅳ－ＴＲの診断基準においては、広汎性発達障害（ＰＤＤ）の特徴が一定程度見られるものの、自閉症やアスペルガー症候群の基準を満たさない場合には「Pervasive Developmental Disorder Not Otherwise Specified」という診断がつけられました。これは略して「ＰＤＤ－ＮＯＳ」と呼ばれており、日本語では「特定不能の広汎性発達障害」となりますが、現在の診断基準では採用されていません。

さらにＤＳＭ－Ⅳ－ＴＲにおいては、「小児崩壊性障害」と「レット障害」がＰＤＤに含まれていましたが、ＤＳＭ－５のＡＳＤにはありません。

ADHD

ADHDは「Attention-Deficit/Hyperactivity Disorder」の頭文字をとったもので、日本語では「注意欠如多動性障害」と訳されます。最近になり、ADHDも一般に認知されてきました。

ADHDは次のような特徴をもつ障害です。

・**不注意、集中力の障害**（うっかりして同じ間違いを繰り返してしまう、集中が持続しない、忘れ物、なくし物が多い）
・**多動性**（落ち着きがない、いつもうろうろする、おしゃべりが止まらない）
・**衝動的な行動**（せっかちでイライラしやすい、思い付きの行動が多い）

ADHDは生まれながらのもので、その症状は3〜4歳から顕在化すると言われています。乳幼児期は敏感で、環境の変化（引っ越し、幼稚園や保育園への入園・転園など）によって混乱しやすいとともに、動きが多く、育てるのに苦労することがまれではありません。

不注意という特徴においては、「集中ができない」「注意の持続に問題がある」「話しかけられても聞いていないように見える」「関連しない刺激により注意がそらされる」といった特徴が見られます。さらに「大切なものを落とす」「忘れ物をする」「片づけができない」なども、ひんぱんに見られるようになります。

多動性という特徴においては、「いつも手足をモジモジさせ、キョロキョロする」「授業中に席から離れる」「あちこち走り回る」「じっとしていられない」などが挙げられます。

そして、**衝動的な行動**という特徴においては、外部からの刺激に対して反応しやすく、「すぐに怒り出す」「暴力を振るう」といった問題行動が見られることがあります。瞬間瞬間に冷静に考えようとしないで、その時の感情に任せた言動を示します。児童期においては、些細なことで混乱しやすく、情動が不安定となり、「怒りを爆発させる」といった特徴があり、思ったことをすぐに口に出すことが多いため、周囲とのあつれきが生じやすいのです。

ＡＤＨＤの頻度ですが、疫学調査などの結果から「学齢期の有病率は6～8％」と推定されています。これは12～16人に1人、つまり**「30人クラスに2人程度」**の割合を意味しているので、かなりの頻度です。

成人の有病率についての報告は少ないのですが、2006年にケスラー博士らによって行われた大規模な疫学調査（18歳から44歳までの男女3199人対象）では、「成人ＡＤＨＤの有病率」は4・4％でした。ちなみに、この研究では併存疾患の割合も調べられたのですが、成人ＡＤＨＤの47・1％に不安障害（パニック障害など）、38・3％に気分障害（うつ病、躁《そう》うつ病など）、15・2％に物質使用障害（薬物依存など）が併存し、ＡＤＨＤではない人たちと比べて他の精神疾患の併存率が高いことが明らかになりました。

ＡＤＨＤの経過については、思春期以降も症状が持続する人、比較的早期に軽快する人、不注意や多動・多弁は軽快したものの衝動性は持続し、社会的な問題行動を起こしてしまう人などさまざまですが、個人の人生の中でもアップダウンが激しいことがまれではありません。全般的に、感情面での不安定さを示す例が多いようです。

ただし、現在は服薬治療も進んでいます。中枢刺激薬のメチルフェニデートがかなりの症例で有効であるとともに、アトモキセチン、グアンファシンなど他の薬剤も使用可能となっています。海外では、メチルフェニデート以外の中枢刺激薬もさかんに使用されています。

LD

LDは「Learning Disabilities」または「Learning Disorders」の略語で、日本語では「学習障害」と訳されています。診断基準上の病名は、「限局性学習症」となります。

平成7年の文部省（現文部科学省）の定義では、学習障害は「**全般的な知的発達に遅れはないが、聞く、話す、読む、書く、計算する、推論するなどの特定の能力の習得と使用に著しい困難を示す、さまざまな障害**」とされています。

このような学習障害は、脳の特定の部位における何らかの機能障害に起因するものと推定されているのですが、現在のところ明確な結論は得られていません。

ＤＳＭ－５の診断基準においては、学習障害の下位分類として、**読字障害、書字障害、算数障害**が示されているため、ここではこの3種類の学習障害について説明します。

読字障害は、知的な発達には遅れはないのに、文字の「読み」に限定した困難がある障害のことです。「読み」そのものに時間がかかる例、行間に隙間が少ないと文字を読むことが困難な例などが見られます。

序章でも触れましたが、俳優のトム・クルーズさんは「7歳のときにＬＤと診断を受けた。集中しようとして最後まで文章を読んでも、内容がまったく頭に入ってこなかった」という主旨のコメントをしていますが、これはＬＤの中でも読字障害であることを示しています。読字障害は、ＬＤの中でもっとも頻度の高い障害で、最近では日本の入試でも「問題文を読み上げてくれる」などの配慮が制度として設けられています。

書字障害は、文字や文章を書くことに困難が生じる症状です。お子さんが、他の知的能力に問題はないのに、文字を書くことだけうまくできないならば、書字障害の可能性があります。書字障害を持つ受験者に対しては、入試で「試験時間の延長や問題用紙の拡大」といった配慮がなされることがあります。

算数障害は、算数の能力のみに障害を示す学習障害です。コミュニケーションに問題がなく、他の科目では平均かそれ以上の成績を収めているのに、算数だけが極端に苦手なお子さんの場合、算数障害の可能性があります。算数障害を持つ受験者に対しても、入試で「試験時間の延長」などの配慮がなされることがあります。

トゥレット症候群

トゥレット症候群は、英語では「Tourette's Syndrome」と表記します。最初にこの疾患を記載した、フランス人医師ジル・ド・ラ・トゥレットの名を冠してこう呼ばれており、頭文字をとって「TS」と略されることもあります。

本人がそうしたいと思っているわけではないのに、思わず起こってしまう素早い身体の動きや発声のことを「チック」と呼びます。トゥレット症候群は、

・**多種類の運動チック**（目をパチパチさせる、顔をクシャッとしかめる、首を振る、肩をす

くめるなど、突然に起こる素早い運動の繰り返し）

・**1つ以上の音声チック**（コンコン咳をする、咳払い、鼻鳴らしなどが比較的よく見られ、時には奇声を発する）

が1年以上にわたり続く、チック障害です。

通常は、幼児・児童・思春期に発症します。多くの場合は、成人までに軽快すると言われていますが、中には大人になってもチックに悩まされる人もいます。

医療ノンフィクション『レナードの朝』（ロバート・デ・ニーロ氏主演で映画化されたのでご存じの方も多いと思います）の著者で、脳神経科医のオリバー・サックス氏は、別の著書『火星の人類学者――脳神経科医と7人の奇妙な患者』というエッセイの中で、激しいチックを起こすトゥレット症候群の外科医について記載しています。私自身は、「手術の途中にチックの症状が出たら危ないのではないか？」と感じながら、その文章を読んだ記憶があります。

トゥレット症候群の特徴的な症状として、「Coprolalia」があります。日本では

「**汚言症**」と訳されています。複雑音声チックの一種ですが、自分の意思とは関係なく、世間的にふさわしくないような卑猥な単語、人に対して冒瀆《ぼうとく》的な言葉を発してしまう症状です。目の前の相手に対して「バカ」「ブス」と言ってしまったり、放送禁止用語を連発してしまったりするのです。

汚言症が現れるのは10歳以降が多いようです。性的なことに関心を持つようになる思春期に、「言ってはいけない」と意識するとかえって言ってしまう……といった原因が考えられます。

これはチック全体に言えることですが、無理にやめさせようときつく叱ってばかりいると、かえって症状を悪化させてしまう危険性があります。

まずはどんな状況で症状が起こりやすいかを観察し、その上で「なるべくその状況に陥らないようにすること」「その状況に陥った場合でも心の準備をしておくこと」といった対処が有効です。トゥレット症候群については、抗精神病薬による薬物療法が有効なケースも見られます。

サヴァン症候群

精神疾患や知的障害を持ちながら、ある特定の分野に突出した能力を発揮する人や症状のことをサヴァン症候群と呼んでいます。この症状は、1887年にイギリスのJ・ラングドン・ダウン博士によって「イディオ・サヴァン（天才的白痴）」と名づけられ、後に「サヴァン症候群」と呼ばれるようになりました。一般的に男性に多く、また自閉症の人に多く見られますが、その因果関係は明らかではありません。

ダスティン・ホフマン氏が、自閉症を持つサヴァン症候群の人物を演じた映画『レインマン』によって、この症状が広く知られるようになりました。ホフマン氏演じるレイモンドは、映画の中で「電話帳や6組のカードを瞬時に覚える」「4ケタの掛け算を瞬時に行う」「床に散らばったつま楊枝の数を瞬時に言い当てる」といった驚異的な記憶力を見せました。なお、映画内ではレイモンドを「自閉症」としているため、「レイモンドがとった行動はすべて自閉症の症状」という誤解も生まれているようですが、自閉症の人すべてがこのような能力を持っているわけではありません。

この症候群は、ある特定の分野で突出した能力を発揮する一方、それ以外の知的能力が劣っている点も特徴です。

また、

- **対人コミュニケーションが難しい**
- **外界に対して恐怖を感じる**
- **パターン化された行動を好む**

といったＡＳＤ的な特徴を示すことがしばしば見られます。

放浪画家の山下清さんは、日本全国の風景を記憶し、実際にその風景を半年後、１年後に描いていました。山下さんはサヴァン症候群と考えられますが、サヴァン症候群の一部にはこのような特異な映像記憶の能力がある人が存在しています。

また、先ほどのＪ・ラングドン・ダウン博士が、サヴァン症候群として世界で初めて報告したケースでは、知的障害を抱えながら『ローマ帝国衰亡史』(日本でもさまざまな出版社から文庫で和訳版が出版されており、全10巻の大作です)を一言一句間違えずに暗記していました。

余談になりますが、ダウン博士は「Down syndrome（ダウン症候群）」の最初の報告者でもあり、後にその名がつけられています。

発達障害＝自閉症の誤解

誤解を生んだ2つの理由

59ページで「えっ、発達障害＝自閉症のことではないの？」あるいは、「発達障害とは、ＰＤＤあるいはＡＳＤ」と誤解されている人が現在でもかなりの数存在していると述べました。この傾向は一般の人だけでなく、医療関係者にも見られます。

なぜそのような誤解が生じているのでしょうか？

第一の理由は、診断名にあります。自閉症はＤＳＭ－Ⅳ－ＴＲにおいては、「広汎性発達障害（ＰＤＤ）」に含まれていました。広汎性発達障害に「発達障害」という用語が含まれていたため、発達障害といえば、それは「ＰＤＤ」であり、そこに含まれる自閉症のことを示しているという誤解が生じたと考えられます。

さらに大きな要因として挙げられるのは、長期にわたって、**日本の発達障害の診療は自閉症中心で行われてきた**という点です。

自閉症は、しばしば「**強度行動障害**」**を示すことがあり、他の児童期の精神疾患と比較しても重症で治療や対応が難しい疾患**です。

強度行動障害とは、自分の体を叩いたり、食べられないものを口に入れたり、壁をドンドン叩いて壊したり、他人を叩いたり、大泣きが何時間も続いたり、急に道路に飛び出したり……といった行動を指しています。このような、本人の健康を損ねる行動、周囲の人の生活に影響を及ぼす問題行動が高頻度で起こるため、特別に配慮した支援が必要となります。たとえば、私の診てきたある患者さんの中には「信号機を見ると、それに向かって必ず石を投げる」という行動特性を持つ方がいました。

自閉症は、精神疾患の中でもっとも治療が困難なものの一つですが、鎮静化させる薬はあっても治療薬は存在していません。精神科に長期入院するケースもまれではありません。そのため、日本の児童精神科や小児科においては、自閉症、特に知的障害を伴うケースを診療の中心に位置づけてきました。さらに教育界においても、自閉症の治療教育について、さまざまな研究が行われてきました。

世界的にも、自閉症および自閉症と関連が深い症状については、強い関心が持たれてきました。端的に言えば、自閉症は**謎が多く、研究し甲斐のある疾患**とみなされてきたのです。

78ページで、「サヴァン症候群は自閉症の人に多く見られる」と述べましたが、その点でも注目を集めてきました。

「何年何月何日は何曜日なのかすぐに言える」「一度聞いただけの曲なのに最初から最後まで間違えずに弾ける」「航空写真を一瞬見ただけで絵に描ける」など、計算、音楽、美術などに関する驚異的な記憶力・再現力を認めることがあり、「これはいったいどのような能力なのか？　この人たちの内面で何が起こっているのか？」とその脳内システムについての研究が進められてきたのです。

明確な境界線は存在しない

複数の症状を示すことも多いため、各疾患に境界線を引くことはできない

60ページで、私は「それぞれの疾患について明確な境界線が存在するわけではない」と書きました。

本項では、ＡＳＤ、ＡＤＨＤ、ＬＤ（読字障害、書字障害、算数障害）、トゥレット症候群、サヴァン症候群を取り上げて解説してきましたが、これらは現在の知識における区分に過ぎません。複数の疾患の特徴を持つ例も多く、併存と考えればいいのか、見かけ上類似していると見るべきなのか迷うことも珍しくありません。

個別の疾患それぞれにおいても、症状にはかなりの濃淡が存在しています。同様の特徴を持っていても、普通の社会生活が可能なケースから、長期に引きこもりを続けているケースまでさまざまです。米国精神医学会のＤＳＭ改訂の際に、「ＰＤＤ（広

汎性発達障害）」と呼ばれていたカテゴリーが「ＡＳＤ（自閉症スペクトラム障害）」と変更されたのは、**「症状と症状の間に明確な境界線は引けない」**という考え方に基づいていると記載されています。

スペクトラムとは、境界線・範囲が明確ではない状態が連続しているさまを表現する際に使われる語です。つまり、この用語には**「その特徴の現れ方の強さに大きな個人差がある」**というメッセージが込められているのです。

実際に、患者さん一人ひとりの状態を診察してみると、複数の疾患の症状を伴っていることが多く、単一の病名で語れないこともしばしば見られます。たとえば「ＡＤＨＤの特徴が明確に見られるが、ＡＳＤに類似した対人関係の障害も示している」といった具合です。

また、いくつかの症状が併存している場合においても、「ＡさんはＡＳＤ症状よりもＡＤＨＤ症状が強く見られるが、ＢさんはＡＤＨＤ症状よりもＡＳＤ症状が強く出ている」という強弱があります。まさに、患者さんごとに異なるのです。

４つの複雑なレイヤーの上で診断をしていく

このように、「症状の区分について客観的な指標が存在しない」という基本的な問題に加えて、「診察してみると複数の症状にまたがっていることが多く、特徴の発現の強弱にも個人差がある」という課題があります。

このため、医師からすると、典型的な症状を除いては診断を行うことが難しいケースも珍しくありません。

さらに、生育環境に由来する〝愛着障害〟的な要素が加わるケースがあります。虐待や育児放棄などを受け、安心・安全の感情を持つことなく育った子どもは、他人とのコミュニケーションをうまく築けなくなったり（反応性アタッチメント障害）、対照的に過度になれなれしい態度をとってしまうことがあります（脱抑制型対人交流障害）。複数の問題行動や精神症状が〝愛着障害〟と関連している可能性もあるわけです。

さらに、思春期の成長過程は心身が不安定になりやすい時期です。そのため、うつ病や不安障害などの精神疾患が起こりやすくなります。さまざまな言動が、併存する精神疾患によって引き起こされている可能性も加わるのです。

つまり、「症状の評価」「症状の個人差」という発達障害の症状自体の問題に加えて、「愛着障害の影響」「他の精神疾患の併存」という可能性を見極めながら、診断を検討することが必要となります。

けれども医師にもっとも求められているものは、**「正しい診断を下すこと」ではありません。**むしろ、**「患者さん個人個人の生活上の困難さを見極めて、どのような関わり方や対応を行えば、その状態を改善できるか」を明らかにすることです。診断することも重要ではありますが、それ以上に現実の適応を改善させることが何よりも求められます。**

幾重にも症状が折り重なった男性のケース

本章の最後に、成人の方のケースになりますが、多様な症状が重なり合っていた実例を紹介します。

以前、私のところに**摂食障害**に悩んで受診をしに来た男性がいました。高校生の頃から食べ物に対する興味が非常に強く、自分が食べるものにこだわるようになってしまい、その結果として拒食症の症状が出現していたのです。その男性は、私立の有名大学に入学したものの中退し、その後別の大学に入り直していました。

診療を続ける中で、男性は「実は万引きに悩んでいて……」という悩みを打ち明けてくれました。摂食障害と万引きは、関連の大きい行動と考えられています。以前、元マラソン日本代表の女性選手が、好記録を出すために減量をしなければならず、食べ吐きをするようになり、気がつけば万引きするようになっていたというケースがありました。

さらにその男性の治療を続けている中で、「**パニック障害**を起こしたことが何度かある」とも打ち明けてくれました。そのときには落ち着いていたようでしたが、さらに記憶を遡《さかのぼ》ってもらうと「小学校の頃は集中力のなさを指摘されていた」ことがわかり、加えて忘れ物やものをなくすクセもひんぱんに見られたことも判明し、背景に存在していたのは、**ＡＤＨＤ**だったことが明らかになりました。

その男性の家庭では、男性の言動について問題視することがなく、成人になるまで受診の機会がありませんでした。
つまり彼は、

・**児童期からのADHD**
・**思春期からの拒食障害**
・**成人期のパニック障害**

といった複数の症状が重なり、辛い毎日を送っていたわけです。この男性のように、発達障害においてはいろいろな精神疾患が併存し、症状が幾重にも折り重なっているることがあるのです。

子どもの発達障害は、増えているのか？

数字上の発生割合は増えているが……

では、子どもの発達障害は増えているのでしょうか？　その答えは「ＹＥＳ」とも言えますし、「ＮＯ」とも言えます。

まず「ＹＥＳ」の根拠は、２０２２年発表の文部科学省の調査結果です。この調査によれば、全国の公立小中学校の通常学級に、発達障害の可能性のある児童生徒が８・８％いることがわかりました。10年前に行われた前回調査より、２・３ポイント増えています。

発達障害教育推進センターのＨＰにも「自閉症・情緒障害特別支援学級に在籍する児童生徒数は、平成19年度以降、毎年、約６０００人ずつ増加しています」とあり、増加を裏づける形となっています。

一方で、「ＮＯ」という可能性があるのは、**10年前よりも発達障害に対する理解が広がり、医療関係者も先生方も親御さんも、関心を持つようになってきていることによって、認知率が高まっていると考えられる点です。**10年前なら発達障害として認められなかったお子さんが、今では認められているケースがあるのです。

医療の現場にいる私の実感としては、「発達障害の発生割合は以前も今もさほど変わらない。ただ、認知数が増えている」と思います。

「グレーゾーン」という言葉は、医学的には使われない

ちなみに最近では「グレーゾーン」という言葉をよく耳にするようになりました。これは、発達障害の特性がいくつか見られるものの、診断基準を満たしているわけではなく、確定診断ができない状態を指す言葉として使われているようです。

ただ、医学用語として「グレーゾーン」という言葉を使用することはありません。明らかな「黒(疾患)」と「白(正常)」が認定されることによって、その中間の「グレーの領域」が存在することになります。

ところが、発達障害の場合、疾患と正常の境界をはっきりと分けることは簡単ではありません。身体的な疾患のように、明確な診断の指標は存在していないからです。

このため、「グレーゾーン」を定義することはできず、このような表現をすると、不正確なものをさらに曖昧に表現することになってしまうわけです。

精神的な症状や主観的な症状は、数値化することが困難です。たとえば、痛みの程

度を考えてみましょう。「ひどい痛み」といっても、あくまで主観的なものです。どれくらい痛いのかを測定することができません。これが「数値」であれば、境界線を引けます。肝機能障害であれば、「この数値を超えたら肝硬変《かんこうへん》です」というように境界線を明らかにできるわけです。

発達障害の場合、現段階では診断の目安となる客観的な指標が存在していません。このため、境界を明確に設定することも困難です。

もっとも私たち臨床医は、診断をつけることを求められます。情報が不十分な場合や症状が明確でない人の場合は、「〜の疑い」という形で診断名を書くことはありますが、「グレーゾーン」という用語を使用することはなく、この言葉はあくまでマスコミ用語であることを認識しておくべきでしょう。

大人よりも子どもの方が、併存症が少ない

子どもの発達障害の場合、大人の発達障害と比較して、うつ病、不安障害など他の

精神疾患の併存が少ないことが特徴として挙げられます。

もちろんまったくないわけではありません。たとえば、統合失調症を発症したお子さんの症状を「小児統合失調症」とわざわざ「小児」とつけて呼ぶことがありますが、これは珍しい症例だからです。

ＡＳＤの場合、成人においては70～80％程度に、不安障害、うつ病、強迫性障害、ＡＤＨＤ、チック症、睡眠障害など精神疾患が併存するというデータが報告されています。躁うつ病、統合失調症なども含めた精神疾患は、幼児期や児童期よりも、思春期以降に併発が多くなります。

一般的には、思春期以降、脳の形成や人格の成熟の過程においてさまざまな精神疾患が発症するため、小児期における併発は少ないと考えられています。

子どもの発達障害は治るのか？

発達障害は疾患、障害という側面もありますが、人格、個性、生き方のクセ、行動パターンなどと捉えることも可能です。もしもそういったものが完全に変化したら、その個人は別人になってしまいます。

一方で自分の持つ特性に従い、周囲を無視して自分の思うままに行動してしまったら、社会適応ができず、ドロップアウトしてしまいかねません。社会生活を営む上では、周囲に合わせた適応行動が必要となります。

発達障害の人の多くは、成長のどこかのタイミングで「自分の行動のどこに問題があるのか」に自ら気づき、それを直そうとします。このような対応は非常に重要です。たとえば、ＡＤＨＤであれば「子どもの頃は思ったこと、感じたことを目の前の人にどんどん言っていたので、相手に嫌な思いをさせることも多く、すぐにケンカになっていた。でも、思春期に入って『自分のモノの言い方が悪かった』と気づき、自分の発言をコントロールするようにした」といったことをよく聞きます。

また、そういった社会適応のためのノウハウを、病院や社会復帰施設、就労移行支援施設などがサポートしてくれます。就労移行支援のプログラムには、職場でのビジネスマナーなども含まれていて、かなり実際的な内容となっています。

加えて、薬物療法に関しては、ＡＤＨＤの衝動性を抑えて注意力を増す薬が認可されており、明確な有効性が認められています。また他の精神疾患が併存した場合については、それに対する薬物療法が必要となります。

第 2 章

ASDの子どもたちは世界をこう見ている

ＡＳＤの子どもたちが「家」で見ている世界

こだわりと感覚過敏

ＡＳＤの子どもたちの顕著な特徴の１つに、「人に対する関心の薄さ」があります。ですから、定型発達者のお子さんと比較をすると、「親しげな親子関係」は成立しにくいと思います。

さらに、ＡＳＤのお子さんは、特有のこだわりを持っていることが多いです。食事であれば、ものを食べる順番であったり、何を食べるかであったり。整理整頓であれば、ものの置き方など。ぴったり90度でないとダメといったことがあります。入浴であれば、清潔感が気になって、身体をすみずみまで洗うといったこだわりです。その結果として、入浴時間が非常に長いケースも見られます。

彼らはそのような〝マイルール〟を乱されるのがすごくイヤなので、自分で決めた事柄が少しでも変わってしまうと激怒することがあります。

こういった〝マイルール〟に関連する現象として、**感覚過敏**の症状が挙げられます（その一方で頻度は少ないですが、感覚鈍麻が見られることもあります）。

視覚、聴覚、嗅覚、味覚、触覚……五感のどこで感覚過敏が起こるか、１つだけなのか複数あるのか、どの程度の過敏なのか、などは一人ひとり異なります。

聴覚過敏の場合では、「ちょっとでも雑音が聞こえると辛くてしかたない」というお子さんがいます。イヤーマフ（耳全体を覆うタイプの防音保護具）で外部の音を遮断している姿も、街中でときおり見かけます。

また、触覚過敏の場合であれば、「洋服についているタグが気になってしまう」というお子さんがいます。親御さんは、洋服を入手するたびにタグを切って対処するわけです。他の感覚においても、さまざまな過敏さを示すことがあります。

「〇〇がイヤだ」と周囲に伝えられる子もいますが、ＡＳＤのお子さんの中には「感覚過敏に悩んでいるけど、悩みについて周囲にうまく伝えられない」という子も一定数います。診療の過程でお子さんが感覚過敏であったことがわかり、「そこまで問題だとは思っていませんでした。すごくおとなしくて、今まで何も訴えることがなかったので」という親御さんもいらっしゃいます。

ここでは、比較的安定した経過をたどっているＡＳＤの患者さんを紹介します。私が長年診療している方で、現在大学生の男性です。この方は子どもの頃から趣味のグッズ集めが大好きなのですが、それ以外のことにはまったく興味がなく、家の中でも家事などは一切やりません。お父さんが障害者雇用枠での仕事を彼に紹介しても、まったく興味を示さないようです。また、周囲がすすめても大学ではサークルに入らず、アルバイトもせず、お母さんとのわずかな会話以外、対人交流はほとんどありません。

とはいえ、小中高ととりたてて大きな問題が生じたことはなく、大学に入学し、卒業見込みも立っています。あまり自己主張をしない方ですが、その奥ゆかしさが対人関係においては良好に働いているという感じです。しかし、社会人としてやっていけるかというとかなり心配です。

気持ちを理解することの難しさ「サリーとアンの課題」

ＡＳＤのお子さんの場合、相手に対して自己主張をしてぶつかるという問題は比較的起きにくいでしょう。独特のこだわりからトラブルになることはありますが、一般の家庭で見られる「兄弟姉妹とケンカがひんぱん」といった悩みは比較的少ないようです。

むしろ、孤立や自閉に関する悩みを抱えることが多くあります。序章（22ページ）で「ジョイント・アテンションをしない」というのは、乳幼児期に「この子は他の子とは違うかも」と気づくきっかけの1つであると書きましたが、その後の児童期になると、ＡＳＤのお子さんには共感行動が少ないという特徴が見られます。

この点について、有名な心理課題として「サリーとアンの課題」（「サリー・アン課題」など表記多数）が知られています。この検査は、ＡＳＤのお子さんがどのように周囲の事柄を認識するのかを理解する手掛かりを与えてくれます。

前　提……1つの部屋にサリーとアンがいる。
部屋には「サリーの青い箱」と「アンの赤い箱」が置いてある。
ステップ1……サリーはお気に入りのビー玉を「サリーの青い箱」の中にしまった。
ステップ2……サリーは部屋から出ていった。
ステップ3……アンは「サリーの青い箱」からビー玉を取り出し、「アンの赤い箱」の中にしまった。
ステップ4……アンは部屋から出て行った。
ステップ5……サリーが部屋に戻って、お気に入りのビー玉で遊ぼうとしている。
さて、ビー玉はどこにあるか？　サリーはどこを探すか？

「サリー・アン課題」を通して考える「心の理論」

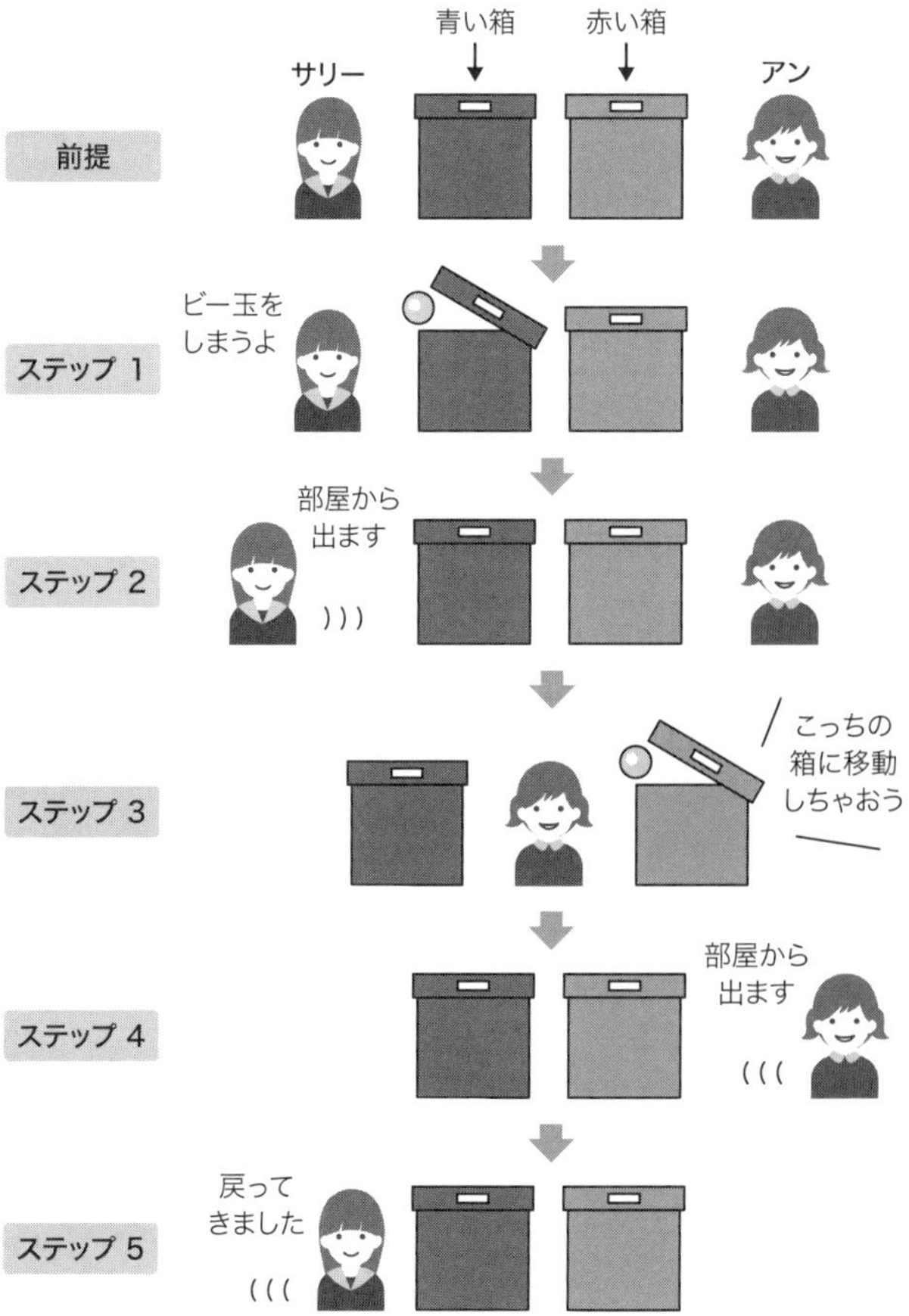

☞ 質問①：ビー玉はどちらの箱の中にありますか？
☞ 質問②：ビー玉で遊びたいサリーは、どちらの箱を探しますか？

さて、この課題で非常に重要なのは、ステップ5で、

「ビー玉はどこにあるか？」

と聞くだけではなく、

「サリーはどこを探すか？」と聞いている点です。

アンがビー玉を「サリーの青い箱」から取り出して「アンの赤い箱」の中にしまったのは、サリーが部屋を出ていった後です。質問②の正解は「サリーの青い箱」です。

この正解を導くのに、定型発達者であれば、サリーの気持ちを想像して以下のように考えます。「私（サリー）は青い箱にビー玉を入れて部屋を出たんだから、私（サリー）が戻ってきたときにも当然青い箱の中にあるよね」と。

そのため、アンが赤い箱の中にビー玉を移してしまった事実を知ってはいるものの、「サリーはどこを探すか？」と問われると「青い箱」と答えるわけです。

ところが、ＡＳＤの子どもたちにこの課題を行うと、知的な遅れはないのに正答できない（「赤い箱」と答えてしまう）ことが多いのです。なぜなら、「ビー玉が移された事実を、アンは知っているがサリーは知らない」という状況を理解するのが難しいからです。「ビー玉は『アンの赤い箱』の中にあるよね、絶対に！　それなのにサリーが『サリーの青い箱』を探すわけない」と考えてしまい、サリーの思考を類推することができないのです。

この心理課題は、**「事実の理解」よりも「相手の気持ちの理解」が難しい**ということを物語っています。

ＡＳＤが抱える「心の理論」の問題

気持ちの理解――これを心理学で「心の理論」という用語で表現することがあります。

私たちは普段「この人は今こう思っているはずだ」とか、「私がこう言ったら相手はこう思うだろう」といったことを直感的に理解しながら生活しています。このように、「他人の考えを推測したり、意図や感情を理解する能力」を「心の理論」と呼んでいます。

ＡＳＤの子どもたちが人とうまく関われなかったり、社会でうまく立ち回れなかったりするのは、「心の理論」に問題がある、あるいは未発達であるからではないかと考えられています。

たとえば家庭内であれば、家族の気持ちを逆なでするようなひと言を口にすることがあるかもしれません。それは「自分の言ったことが相手にどう受け取られるか？」を想像することができないからです。本人に悪気があったり、相手を傷つけてやろうという意図はないのです。

余談になりますが、ＡＳＤの子どもたちがコンピュータと相性が良いと言われるのは「心の理論」の問題と関係があると思います。コンピュータは傷つきませんし、何かを求めてくることもありません。こちらのペース、指示に応じて反応してくれます。そのため、ＡＳＤの子どもたちにとっては、生身の人間よりも快適なコミュニケーションの相手である可能性が高いのです。

「同一性」を保持したいという思い

では、食べる順番や、ものの置き場所へのこだわりは、ASDの子どもたちのどんな世界観に基づくものなのでしょうか？

精神医学においては、「同一性を保持したいのではないか？」と考えられています。「見えている世界が違う」のではなく、**「見えている世界は同じだが、そこでのルールが異なっている」**と解釈することができます。このようなこだわりは、ASDだったと思われる歴史上の人物たちにも見られる傾向です。

たとえば、フランスの作曲家で**エリック・サティ**（1866～1925）がいます。「音楽界の異端児」などと呼ばれ、ドビュッシーなど後世の作曲家に影響を与えた人です。彼の作曲した「ジムノペディ第1番」という曲は、日本のテレビCMでもたびたび使われており、誰もが一度は耳にしたことがあるはずです。

サティの衣装は常に黒のスーツで、まったく同じものを1ダース持っていたそうです。彼はパリ郊外に住んでおり、パリの中心への往来は徒歩で片道2～3時間かかっていたそうですが、どんなに遅くなっても必ず決まった道を歩いて帰っていたと言われています。

あるいは、イギリスの作家**ルイス・キャロル**（1832〜1898）。『不思議の国のアリス』の作者として知られていますが、オックスフォード大学の数学者だった人です。彼の場合、数字の「42」に対して強いこだわりがあり、規則を守ることに厳格だったようです。

さらには、イギリスの自然科学者**チャールズ・ダーウィン**（1809〜1882）。『種の起源』を著し、進化論を唱えた自然科学者として知られていますが、彼は子どもの頃から孤独を好み、鉱物や貝殻などの収集癖がありました。

ビーグル号での航海から帰ってきた後は、ロンドン郊外の邸宅にこもり、ほとんど外に出ようとしない引きこもり生活を続けました。その日常生活にはさまざまな〝マイルール〟があり、そのパターンが乱されることを強く嫌っていたとも言われています。

『純粋理性批判』の著者として知られるドイツの哲学者**イマヌエル・カント**（1724〜1804）も、〝マイルール〟の徹底ぶりは凄《すさ》まじかったようです。彼が決まった道筋を決まった時間に散歩することは周囲に広く知られており、「散歩の通り道にある家では、カントの姿を見て時計を直した」という逸話が残っています。

なお、『透明なゆりかご〜産婦人科医院看護師見習い日記〜』などの作品で知られる、現在大活躍中の女性マンガ家、**沖田《おきた》×華《ばっか》さん**は、仕事部屋のカーテン、床、棚、イス、絵画などがすべて青だそうです。

彼女は、アスペルガー症候群、ＬＤ、ＡＤＨＤという3つの障害を持っていることを、自身のマンガ『ますます毎日やらかしてます。アスペルガーで、漫画家で』などを通じて公表していますが、こういったこだわりはＡＳＤの特徴と考えられます。

「事前の説明、事前の了解」はとても重要

では、ＡＳＤのお子さんのご家族や親戚の方々は、どのように接していくのが良いのでしょうか？

まず何よりも、周囲の方々が「この子はＡＳＤである」ということを受け入れられ

ないと、さまざまなあつれきが生じることになります。ですから、**家族がＡＳＤであるという事態を受け入れ、認識すること**が求められます。

その上で、ＡＳＤの特性をご家族や親戚の方々が**よく理解する**ことです。そして、**子どもに対してむやみに怒ったり、行動を直そうとしたりしない**ことが重要です。「言うは易《やす》し、行うは難《かた》し」であることは理解しているのですが、それでもやはりこれらのステップが大前提になるのです。

もしも周囲の方々が、「この子はＡＳＤである」と受け入れられないと、そのお子さんが何かしらの問題行動を起こした場合に、「なんでそんなことをするんだ！」「どうしてこんなこともわからないんだ！」と頭ごなしに叱ることになりかねません。それを何度も繰り返していると、親子関係が悪化し、時には虐待に近いレベルまでエスカレートしてしまうことも起こりえます。

親がそう言いたくなる気持ちは理解できるのですが、周囲には問題ありと思える行動だとしても、その子にとっては大切にしている行動パターンであるため、子どもは自分の存在を否定されているような気持ちになってしまいます。子どもの困った行動は彼らの何らかの表現であり、「指示されたことがよくわからない」「嫌なことを強制されている」という気持ちの表れかもしれません。

大切なのは、**子どもの言動を否定しない**という姿勢です。たとえば、家族が「一緒に何かやろう」と誘っても、輪に加わろうとしないことがあると思います。そういうときにも「それはそれでＯＫ」とするのが、当事者にとっても周囲にとっても適切な選択です。

また、どうしてもルールや約束事を守ってほしいときには、**事前に伝えておく**のがポイントです。好きな電車を見ているときには、子どもはいつまでも家に帰ろうとしないかもしれません。そんなときに「そろそろ帰るよ」と伝えると、ＡＳＤのお子さんは強く抵抗することがあります。自分のこだわりのある行動を急に変更することは、彼らにとってとても不快な申し出なのです。

こういうときは事前に「何時までは電車を見ていてＯＫだけど、それを過ぎたら帰るよ」と伝えておくことが必要となります。**事前の説明、事前の了解**は、ＡＳＤのお子さんとのコミュニケーションを良好にする上で、とても重要です。

日程についても同様で、幼稚園や学校の行事に抵抗を示すお子さんは珍しくありません。こういう場合には、行事の日程などについて、あらかじめ理解できるように提示する必要があります。予定に変更があれば、必ず前もって伝えましょう。

ＡＳＤの子どもたちが「学校」で見ている世界

みんなと一緒にやる行動は、苦手で嫌い

ＡＳＤのお子さんにとって、学校は「**辛い場所**」であることが珍しくありません。

学校は集団生活の場であり、ほとんどは「みんなで一緒に行動する」ということを前提にしています。ところが、多くの**ＡＳＤのお子さんは集団行動を好まない**傾向にあるため、グループで何かを一緒にやる行動は苦手で、本当に嫌がります。

この点は個人差があり、集団行動の場にいることはできるものの特に何もしない子

もいれば、他の子どもとのやり取りの中で注意されたことなどに腹を立てて、参加を拒否してしまう子もいます。さらにグループ活動が嫌で、学校に行かなくなってしまうケースも見られます。中には「自分はこうしたいんだ」と強く自己主張するＡＳＤの子もいますが、他の子どもの意見を聞くのは苦手であるため、集団の中で孤立してしまい、先生やクラスメイトとぶつかってしまうことになります。

ＡＳＤのお子さんは、どのような行動をとってもクラスでは「浮いた存在」となることが多く、無視されるか、いじめの対象となりやすいのです。

先生の側が「この子はこういう特性で……」という理解があり、常に何らかのサポートを行ったり、他のクラスメイトとの関係を上手にとりもつことができれば、「その子をクラスメイトの１人として迎えよう。違いとして尊重しよう」という空気が生まれるかもしれません。

ただ、先生方も忙しくて余裕がなく、発達障害に対する理解も十分とは言えないことが少なくないため、先生が「なんでできないの？　どうしてみんなと一緒に行動しないの」と詰問するような姿勢になってしまうこともあるのです。

集団の中で自分の持ち分や役割を察知するのが苦手

ＡＳＤのお子さんは、**全体の中で自分の持ち分や役割を察知するのが苦手**な傾向があります。グループの中で役割分担して作業をすることができなかったり、1時間で10人が発表する場で、1人で何十分も発表してしまったり……といった具合です。

私が担当していたＡＳＤの人が、以前こんな話をしてくれたことがあります。

「小学校の頃、みんなで文集を作る機会がありました。テーマを分担し、一人ひとりで調べて書いて、それを持ち寄って作る形式でした。自分は大好きな『電車』というテーマを与えられたので、大喜びでした。夢中になって調べて書いて、完成したものを学校に持っていったら、クラスメイトから大ひんしゅくを買いました。『なんで100ページも書いてきたんだよ！』って言われたのですが、どうしてそれがダメなのか自分ではよくわかりませんでした」

こういった場合も、先生やクラスメイトが本人の特性を理解して、他のクラスメイトとの間の「仲介役」あるいは「調整役」の立場に立ってくれれば、もう少しよい結果になったと思います。

場の空気を読むのが苦手

「みんなと一緒にやる行動は、苦手で嫌い」「全体の中で自分の持ち分や役割を察知するのが不得意」という特性とも関連していますが、**ＡＳＤのお子さんはいわゆる「場の空気」を読むことが苦手**です。

小学校高学年になると、クラスにはいろいろなグループが形成され、そのグループごとに異なる空気を敏感に察知し、立ち回ることを求められるようになります。ＡＳＤのお子さんの場合、このような雰囲気を感じ取るようなことは苦手であるかほとんどできず、そもそもこういった要因すら意識していないケースも見られます。

たいていの場合、彼らはグループの輪に入らず、ぽつんといることが多いでしょう。周囲がそれを良しとしていれば何の問題も起こらないのですが、中に「あいつは何となく気に食わないからいじめてやろう」というクラスメイトがいると、いじめがクラス中にエスカレートしていくこともあります。

ＡＳＤのお子さんの場合、いじめの加害者になることはほぼありません。ほとんどが被害者の立場です。まれに爆発することはありますが、いじめられてもその場で激しく反応することは比較的少ないため、いじめた側はそのお子さんが受けた心の痛みを軽く見ているのかもしれません。

実際には、小学校の頃に受けたいじめの記憶が高校時代、あるいはそれ以降にフラッシュバックしてくるケースも多々見られます。また、映像も非常に鮮明で、細部まで覚えています。

私が診療している成人の患者さんでも、「今でも（自分をいじめた）アイツが許せない。殺してやりたい」などと、現在進行形で小学校時代の恨みを語る人がいます。クラスメイトだけでなく、教師の名前が出てくることもあります。忘れられれば楽になるのでしょうが、すぐれた記憶力を持っているため忘れられないのです。

学校現場における周囲の対処法①

医療関係者やご家族から教えてもらう

では、ＡＳＤのお子さんに接する学校関係者は、どのような方針で接すると良いのでしょうか？

まずは、**ＡＳＤのお子さんの特性を知ること**です。

キーパーソンとなるのが、そのお子さんと長く接している方々です。１つは、ご両親や兄弟姉妹などのご家族。そしてもう１つは、ケアに関わってきた医療関係者です。

彼らからお子さんの情報、つまり、

・どんなことが好きなのか？
・どんなことが嫌いなのか？
・どんな状況で不安になるのか？
・どんな状況で快適に過ごせるか？
・サポートのコツ

といったことを担任の先生が、できるだけ早い機会に聞いておくのが望ましいと考えます。

その際、医療関係者には、

・なぜそのような行動をとるのか？（症状の原因）

もわかりやすく教えてもらい、また親御さんには、

・お聞きしたことを学校関係者やクラスメイトと共有して良いか？

と尋ねておく必要があります。

ご家族と医療関係者に聞き取りをして子どもに関する情報を集めてから、学校の責任者（校長、教頭、学年主任など）と情報を共有し、さらにクラスメイトに正式な場（校長に立ち会ってもらう、保護者にも来てもらうなど）で伝え、理解や協力を求めるということも選択肢として考えられるでしょう。

しかしながら、情報をオープンにすることは、不当な中傷を招いたり、いじめが悪化する原因になる可能性もあるため、説明のしかたなどについて慎重な配慮が必要です。

もっとも現状で学校の先生方にこのような対応を求めることは、かなり酷かもしれません。さまざまな問題が多発している現在の小・中学校においては、先生方に余裕がなく、一人の子どもに十分な時間はかけられないのが現実でしょう。子どもの不適応が顕著であったり、問題行動が治まらない状態が続く場合には、特別支援学級など

の利用を検討することも必要となります。

学校現場における周囲の対処法②
感覚過敏を和らげるアイテムの使用を認める

感覚は、一人ひとりまったく異なります。たとえば室温。25度を「暑い」と感じる人もいれば、「寒い」と感じる人もいますよね？　どちらかが正解で、もう一方が不正解ということはありません。「どれもその人にとっては正解」なのです。

ＡＳＤのお子さんの中には、感覚過敏で悩んでいる方が多くいます。

たとえば、「クラスメイトが鉛筆でテスト用紙に書き込む音がカリカリうるさくて集中できない」と訴えた子がいるとします。その子のことを「何をワガママ言ってるんだ！　そんな小さな音がうるさいわけがないだろう！」「集中できない言い訳にするな」などと決めつけないでください。「自分にとってはあり得ないことかもしれないが、その子にとってはリアルなこと」と思ってあげてほしいのです。

その上で、「その子の過敏さを少しでも減らす」という「目的」にフォーカスしてあげてください。

また、聴覚過敏の場合、イヤーマフという耳全体を覆うタイプの防音保護具が市販されています。もともとは工事現場や飛行場、射撃、モータースポーツなど騒音が大きい場所で使用されていましたが、聴覚過敏の方々の悩みを和らげるものとして認知が広がってきました。

ただ、効果が実証されているにもかかわらず、一部の学校では「教室で1人だけイヤーマフをしているのは変だ」「持ち込みの例外を認めるわけにはいかない」といった理由で、使用を拒否するケースもあるようです。

聴覚だけでなく、五感すべてに感覚過敏は生じます。

「窓からの明かりがまぶしすぎて気になる」（→サングラスなどの使用を認める）

「クーラーが寒すぎて耐えられない」（→制服以外の上着の使用を認める）

「給食が食べられない」（→食べなくてもOK、食べられるものを持ち込んでOKとする）

など**「それを使えば**（あるいはそれをやらないでOKにすれば）、**当事者も周囲の方々も、悩みや問題が一気に解決する」という場合は、躊躇《ちゅうちょ》せずにルールを変更して〝例外〟を認めてあげてほしい**と考えます。

そして、その〝例外〟でASDのお子さんがいじめられるようなことがないような教室の「空気」を、大人が主体的に醸成すべきなのです。

学校現場における周囲の対処法③

細かく分解し、身体になじませるように一つひとつ

109ページでも触れたとおり、**事前の説明、事前の了解は、ASDのお子さんとのコミュニケーションを良好にする上で、とても重要**です。たとえば、授業などは「明日の1時間目は国語で、先生の話を聞いてメモに取る」といったことがおおよそ決まっているとします。その内容を、ASDのお子さんに〝予告〟しておくと良いでしょう。

また、日々の授業では、**スモールステップによる支援**が効果的です。定型発達者のお子さんが「全体を見渡す分、その分個々の解像度は粗めに」物事を理解しようとするのに対して、ASDのお子さんは「全体を見渡さず、その分一つひとつを高い解像度で」物事を理解しようとする傾向があります。

加えて、協調運動（縄跳び、スキップ、ボールを目で追いながら蹴るといった、手と足、目

と手など別々に動く機能をまとめて1つにして動かす運動のこと）が苦手という面もあります。

そのようなことから、**「事柄や課題を細かく分解し、身体になじませるように一つひとつ」の方針**で進めていくと良いでしょう。

具体的には、

- **手順を示す**
- **新しく開始する部分は少しずつにする**
- **お手本を見せる**
- **体験練習をする**

といった進め方です。

学校現場における周囲の対処法④

納得するまで誰かが話を聞いてあげる

また、コミュニケーションにおいては、ＡＳＤのお子さんの「延々」「とことん」の部分に付き合うということも大事だと思います。

たとえば、大好きなことを延々としゃべりたい子がいたとしたら、**別の教室にその子を連れて行って、その子が納得するまで誰かが話を聞いてあげる**ことも重要でしょう。忙しい学校現場で、とことん付き合うのは難しいかもしれませんが、思いを発散する体験をすることで、そのお子さんのその後が変わっていく可能性もあると思いますし、信頼関係が強固となります。

また、学校の現場では、ときおり「少しお節介な介入」も必要かもしれません。たとえば、１人でいることを好むＡＳＤのお子さんがいたとして、その子をそのままの状態で見守るのも１つの選択肢です。

けれども、**ときどきは先生方からお節介なことをしてあげてほしい**のです。「もしかしたらこのグループとは相性が良いかもしれないな」というグループにあたりをつけ、機会を見つけて「よかったらこの輪に加わらない？」と声をかけてみる。結果として参加しないかもしれませんし、素っ気ない反応をするかもしれませんが、マイナスに作用することはないと思います。

ＡＳＤの子どもたちが「社会」で見ている世界

急な予定変更に弱い

日々の社会生活において、ＡＳＤのお子さんが悩んでいることの１つが、**予定の変更**です。大人になり、１人で暮らすようになったり、仕事をしたりするようになっても、この傾向は見られます。

これは、私が診ている20代の男性のケースです。職場で、委託された業務の内容が急遽《きゅうきょ》変更になった際、「そんなことは聞いていませんよ。自分はこれをやるはずだったのに、なぜ別の仕事をしなければならないんですか？」と上司に詰め寄ってしまったそうです。

受診時にこの話を聞いた私は、「多少の業務変更はよくあることだし、仕事は上司の指示に従うもの。そこでキレてしまったら仕事が続けられない」と伝えました。その後も含めて、10回以上同じ注意を伝えた記憶がありますが、本人はいまだに納得していないようです。しばらくして、仕事の契約は延長されないこととなり、彼はその仕事を退職することになってしまいました。これと同様のことが、子どもでもしばしば見られます。一般のお子さんでも見られることですが、ＡＳＤのお子さんは変化により過敏に反応し、抵抗することがまれではありません。

人が絡み、イレギュラーな出来事が起こる状況は苦手

知的障害の見られないＡＳＤの方々の場合、高校、大学といった学生時代は比較的問題なく過ごせているようです。

ただ、やはり社会に出て仕事となると、複雑度が上がります。突発事項も多くなりますし、マルチタスクも苦手です。情報が錯綜する中で、臨機応変に対処していくことが求められます。そのあたりがＡＳＤの方には難しいのです。

私の診療したＡＳＤの方の中に、国立大学の看護学部を卒業して、保健所に保健師として就職した女性がいました。保健所では、次から次へと新しい仕事が舞い込み、

相談者もひっきりなしに訪れるため、半ばパニック状態になっていたようです。あるとき相談に訪れた1人と怒鳴り合いになり、保健所を辞めることになってしまいました。

その方の場合、訴えの多い相手に我慢がならないようで、再就職した病院でもクレーマー気味の患者さんと言い合いになって辞職しています。その後も転職を重ね、現在は1人で対応可能な入力の事務作業をしています。

こういったことは、成人期ほどはっきりとではないものの、児童期や思春期でも見受けられます。彼らは急な予定の変更に脆弱で、パニックになることもあれば、茫然と立ちすくんでしまうことも見られます。

ASDの場合、人が絡み、イレギュラーな出来事が起こる状況は苦手なのです。逆に、自分のペースで決められたことを行える環境では、持ち前の集中力を発揮でき、人並み以上のパフォーマンスで活躍することも見られます。

衝動性があり、動き回る

ＡＤＨＤほど顕著ではなく、知的レベルにも左右されますが、ＡＳＤの人にも衝動性が見られます。じっと座っていられないという人が、私の診察室に来るＡＳＤの方の中にも見られます。ある思春期の女性の自閉症患者は、外来の診察室において毎回まったく席に座らず、診察室の中をぐるぐる歩き回ったり、勝手にベッドに横になったりしていました。

あるいは、電車の中で独り言を言いながら先頭車両まで移動して、先頭に到着すると最後尾まで移動して……という動きを繰り返している人を見かけることがありませんか？　あの人たちは、おそらくＡＳＤ（自閉症）だと思います。これは前出のダーウィン（１０６ページ参照）にも共通しています。彼は広い邸宅の庭の中をずっと歩き回っていたそうですが、歩き方、歩くコースなどは何年もまったく同一だったそうです。

彼らは規則的な動き、決まった行動パターンを好むのです。

衝動的な暴力は、ＡＳＤでは必ずしも頻度は多いとは言えません。しかし、ぎりぎりまで追い詰められた場合やパニックになった際には、器物損壊や対人的な暴力が起こることもあるので、注意が必要です。

興味の対象に深く静かにのめり込む

また、ＡＳＤの方々には、自分の好きなもの、興味のあるものに対してのめり込むという傾向が見られます。

私が診療してきたある男性は、かつて早稲田実業のピッチャーとして甲子園を沸かせた〝ハンカチ王子〟こと斎藤佑樹さんに関連するありとあらゆるグッズを集めていました。中学生の頃からずっと続けていたそうです。

あるいは、漢字マニアの男性。彼は小学校の頃から、漢和辞典を読み込んできたそうです。画数の多い漢字が掲載されている、辞典の後ろの方のページが好きで、何時間でもそのページを見ていたと言っていました。「『薔薇《ばら》』なんて最高ですよ！」と語っていたのが印象的です。

他にも、石を集めるのが好きな人、女性アイドルの記事収集が好きな人など、興味・関心の対象はさまざまです。鉄道や乗り物、ゲームに対するマニアも大勢います。

同様にADHDの人にも、好きなもの、興味のあるものに対してのめり込むという傾向があります。あくまでも印象になりますが、ADHDの人が「熱く激しくのめり込む」（色に喩えると赤の情熱）のに対して、ASDの人は「深く静かにのめり込む」（色に喩えると青の情熱）という違いはあると思います。またADHDの場合、のめり込みやすいが飽きやすいという点が特徴的です。

社会における周囲の対処法①

伝え方を工夫する

ASDの人とコミュニケーションをとる際に有効なのが、伝え方の工夫です。

1つめは、**迷わない伝え方**。「○○をしましょう」といった形で、具体的かつシンプルに言い切って伝えます。曖昧な伝え方は、迷わすだけに終わります。数字で具体的に伝えるのも良いですし、実際にやって見せたり、動画で説明したりするのもおすすめです。ASDの人が、迷う余地のないコミュニケーションをとるのです。

また、多くのことを伝えようとしないことです。混乱しないように、指示は一つずつ与えるようにしましょう。

２つめは、**興味・関心の持てる伝え方**。ＡＳＤにおいては、自分の興味・関心があることにのめり込む一方で、それ以外のことには関わらない傾向があります。たとえば、その人が電車を好きなのだとすれば、電車のイラストなどを資料にあしらったり、電車に喩えて説明したりすることで、コミュニケーションがスムーズになるでしょう。

３つめは、**肯定的な伝え方**。残念なことですが、ＡＳＤの人が社会に出るまでに、学校生活において自らを否定的に捉えてしまうような出来事を数多く体験している例をしばしば見かけます。「なんでそんなこともできないの?」「人と一緒の行動が苦手なの?」といった心ない言葉がけ、あるいはクラスメイトからのいじめなどです。

そのような体験を持つ人たちに対して、「ダメ」とか「そうじゃない」といったダメ出しベースの教え方・伝え方ではうまくいきません。

具体的に伝えた上でやってもらい、できているところをまず承認する。その上で、できないところを改善していくという、「前向きな評価」をベースにしたコミュニケーションが必要です。

社会における周囲の対処法②

さまざまな感情が渦巻いていることを忘れない

周囲の方々にお伝えしたいのは、**ASDの方の心の中ではさまざまな感情が渦巻いていることを忘れないであげてほしい**ということです。

自閉症、アスペルガー症候群など、ASDのケースでは、定型発達者と比べて感情の表出があまりなく、喜怒哀楽が顔に出にくいことがあります。しかし、だからといって彼らの感情の起伏が乏しいわけではありません。むしろ印象的な出来事、特に心的外傷を伴う記憶などは、これまでに述べてきたとおり鮮明なのです。

ASDの方々の中には、子ども時代のマイナスな出来事を嫌な記憶として溜め込んでいく人がいます。被害妄想のような感情が、何かのきっかけで沸き上がってくることも見られます。

このような感情は長期間、何年も溜め込まれているものの、普段の表情や言動には出てきません。ところがあるとき大爆発を起こすことがあります。思春期以降の20代、30代といった成人期に爆発し、親を殴る、蹴るといった暴力行為に及ぶこともあります。

そうなることを防ぐためにも、彼らの内面ではさまざまな感情が渦巻いているということを前提に、子どもの時期からASDの方々の話を聞いてあげたり、行動にとことん付き合ってあげてほしいと思います。

けれども、当事者の周囲の人だけでASDの方々に対応することは大変かもしれません。必要に応じて、専門家やプロの手を借りてください。医療や福祉を頼ることも、時には必要です。

以降では、具体的なASD患者さんの事例をいくつかご紹介していきます。

家族との確執に苦しんだ女性

「父の性質を受け継いでいる」と思いながら成長

HNさん（女性）は、東京都内で生まれました。

実際に診断を受けたわけではありませんが、HNさんのお父さんは、その行動などから察するにアスペルガー症候群とADHDの両者の特徴を持っていたようです。そしてHNさんは「父の性質を自分は受け継いでいる」と考えていました。

お父様の仕事は、いつも長続きしませんでした。仕事でミスが多く、落ち着きがありません。印刷工場などに勤めていたものの、職場で他の職員とうまくいかないことが多く、いつもすぐに辞めてしまいました。

また、ギャンブル好きで、仕事をしていないときでも、土日には競馬や競艇へ必ず出かけました。HNさんは、お父さんに競馬場に連れて行かれたときのことを、今でも覚えています。彼女は子ども心にその雰囲気が嫌だったものの、お父さんは必ずHNさんを連れて行きました。

また、お父さんはアルコール好きでした。酩酊し、警察に保護されることもしばしば。深酒の後、家に帰ってこないことも多かったそうです。HNさんは、このような父親を好きになれず、思春期以降はできるだけ避けるようにしていました。

彼女の家は、お父さんの収入が安定しなかったため、お母さんが公民館の管理人をして、生計を立てていました。一時、お父さんの実家から経済的に援助してもらった時期もあり、経済的にひっ迫した時期にはお父さんは家に帰ってきませんでした。

子どもの頃のＨＮさんはそんな父親が大嫌いで、「いつか殺してやろう」と思っていたそうです。けれども成長する過程で、父親なりに自分のことを思ってくれていたと感じることもありました。酒におぼれたのも、元来が小心もので、生活や仕事の苦しさから酒に逃げていたのだと考えられるようになったのです。

「ライオンのメスはトラだよね」と言って笑われる

幼児期から児童期において、ＨＮさん自身はおとなしい子どもで、ほとんどしゃべりませんでした。そのため幼稚園では孤立し、１人で絵ばかり描いていました。

この当時は、何もせず、ぼうっとしていることが多かったのですが、何かに熱中すると周囲が目に入らなくなりました。絵を描いているときには、口が開きっぱなしでよだれをたらすほど集中することもありました。テレビを見ていると見入ってしまい、手に持っていた茶碗が逆さになって、ごはんを落としてしまったことも記憶しています。

また、自分から人と話すことはまれで、あいさつも苦手でした。同時並行に何かをすることが上手にできず、習い事を2つやっているとき、どちらかがうまくできると、もう一方がまったくできなくなることがありました。

普段から感情を出すことがあまりなかったため、周囲からはいつも上の空に見えるようでした。わかっているのかいないのかが相手に伝わらず、大人から注意されることもあったそうです。

小学校2年生までは、ほとんど友だちらしい友だちはいませんでしたが、3年生になって急に友だちができて、外で遊ぶようになりました。大きな公園が近くにあり、そこに行ってバレーボールなどのスポーツをすることが日課になりました。友だちとよく遊ぶようにはなりましたが、あまりしゃべらないのは以前と同様でした。

また、集団で行動することは苦手でした。教師などからは「変わっている」と言われることが多かったそうです。他の子どもと異なる点と言えば、ものの大きさを記録するとき、2つのものを直接比較しないと、それが大きいかどうかわからないことがありました。けれども、そういったことの何が問題なのか自分ではよくわかりませんでした。

加えて、自分の思うままに話をすると、「突飛なことを言っている」と周囲から思われることがよくありました。「ライオンのメスはトラだよね」と言ったら、周囲から大笑いされました。さらに、「切り身の魚は、海でそのまま泳いでいるんだね」と述べたこともありましたが、自分では変なことを言ったとは思いませんでした。

HNさんは、他の生徒たちが考えながら自分のしゃべる内容をコントロールしていることが不思議でなりませんでした。自分は思ったままのことを口にしていたので、ついい失礼なことも言っていたのかもしれないと思います。それに「みんなも自分と同じように感じたままをしゃべっているもの」と信じていたので、他人の悪意にも気がつきませんでした。

自分で決めたルールを守らないと不安でしかたがない

HNさんは、小学生のときから、こだわりの症状があったことを覚えています。何かをするとき、必ず右足から始める必要がありました。特に家から出るときは、必ず右足から踏み出さなくてはいけませんでした。歩道の敷石の踏み方にも、こだわりがありました。自分なりに決まっているルールを守らないと、理由もなく不安でしかたがなかったからです。

勉学については、家で勉強をしなくてもテストはよくできる方でした。特に小学校から中学校にかけて、よく面倒を見てくれる先生がいるときには、勉強をしっかりするようになって成績が上がり、学年トップになったこともありました。

けれども思春期になるにつれ、両親、特に父親と一緒にいたくないため、家で過ごすことが嫌でしかたがなくなりました。そのため中学時代に、HNさんは自分から不良の仲間に入ってしまいました。しかし、喫煙や飲酒をしたものの、それが楽しいとは思いませんでした。この頃には知り合いも増え、人付き合いは多かったのですが、本当に親しい友だちはおらず、以前と同様に「おかしい」「変わっている」と周りから言われることが多かったそうです。

中学時代も、小学校のときと同じように一方的に話をしてしまうことがよくあり、相手の顔色を見ながら言葉を選べなかったため、失礼なことを言い過ぎることがよくありました。また、周囲にいる人のたくらみや意地悪に気がつかないこともしばしば見られました。

ＨＮさんは目立つ容姿だったため、男子生徒からはよく声をかけられました。街角でスカウトされたことも何度かありました。

中学卒業後は、都立高校に入学しました。けれどもほとんど通学せず、外で遊び歩いていました。それだけ家にいたくなかったのです。ディスコに行ったり、水商売の手伝いをしたりもしました。一時は料亭で働いたりなど、アルバイトを転々としました。レストランやスナックでもしばらく働きましたが、接客は得意ではありませんでした。他の人なら難なくこなせることでも、自分ではそれが間違いだと気がつかないようなミスをすることが多かったからです。

ＨＮさんには、対人関係の障害やこだわりの強さなどのＡＳＤ症状が認められますが、同時に不注意症状も見られ、ＡＳＤとＡＤＨＤの特性が混在しています。生来の知的能力が高かったため、小児期から思春期において重大な不適応は示していませんが、いつも心理的には孤立した存在でした。

孤独な学生時代を過ごした男性

1人でポツンといることが多かった幼年期

Ｉさん（男性）の診断はＡＳＤです。子どもの頃から1人でいることが多く、特定の事柄へのこだわりが強くありました。

幼児期に「公園の砂場にいた」「三輪車に乗った」というような、他の子どものように遊んだ記憶はありません。父の実家に連れて行かれたことがありましたが、相手をしてくれる人がいないので、１人で外を眺めてバスが通ると手を振っていたことを覚えています。

親に連れられて公園に行って電車を見たり、路線バスに乗ったりしたことはあったものの、両親は仕事で忙しく、一緒に出かけた記憶はほとんどありません。そのため他の家族をうらやましく思っていました。

幼稚園では集団行動には参加していましたが、１人でポツンといることが多く、親しい友だちはできませんでした。そそっかしい面があり、幼稚園の下駄箱の近くで転んで大泣きをしたことや、近所のアパートの部屋で手を振り上げたときに、棚からレコードやステレオを落として泣き叫んだこともありました。

いつもいじめに遭っていた小中学校時代

Iさんは、小学校の就学時健診で、区の教育センターでの相談を指示されて、面接に行ったことを覚えています。小学校については、嫌な記憶しか思い出せません。消極的でおとなしかったため、いつもいじめに遭っていました。友だちからぶたれたり、用水路に突き落とされたり、集めていた切符を脅し取られたこともありました。いじめられた後は誰にも相談できずに、常に1人で泣いていました。教科では、音楽や体育が苦手でした。

3年生でクラス替えがあり、それまでのいじめの加害者とは別のクラスになり、ほっとしましたが、消極的な性格に変化はなく、なかなか友だちができませんでした。けれども4年生になる頃には、多少の交流はできるようになりました。

この当時、お母さんが内職をやめてパートに出るようになったため、1人で家にいる時間が増えました。家では、電車の時刻表を読みあさって過ごしました。休みのときには、１人で遠方まで電車に乗って出かけることもあり、「ただ電車に乗っているのが好きだった」と本人は話してくれました。電車のシートに足を乗せていたら、家出人と間違えられたこともあったそうです。フリー切符を使って途中下車を繰り返し、入場券を集めたこともありました。

高学年になると、電車は相変わらず好きでしたが、よく図書館に行くようになりました。大人の閲覧室から本を借りて読むことが多かったので、職員から子ども室の本を読むように注意されたこともありました。

中学生になっても、１人でいることが多かったそうです。小学校のときと同様に、周囲の生徒からいじめられることが多く、同級生からぶたれたり、女子生徒からもよくからかわれました。

中学2年生のときが、もっともいじめがひどかったそうです。教科書を隠されて小突かれたり、ズボンの上から性器を強く握られたり、賞味期限切れの牛乳を無理矢理飲まされたり……。休み時間はいつも1人で、校舎のすみでバスが通り過ぎるのを見て過ごしたことを記憶しています。このようにASDの当事者は、小児期に周囲の理解やサポートが得られずに、いじめの対象となることが珍しくないのです。

他人との会話に苦戦した男性

TEACCHのプログラムで、ある程度の社会性を身につける

Kくん（男性）はASDで、カナータイプの自閉症です。発育上で明らかな言葉の遅れがあり、初めて単語の発語が見られたのは、3歳のときでした。言葉のオウム返しも出現しています。幼児期より、視線を合わせず、他人を避けることが多かった一方で、状況とは無関係に一方的にしゃべることがありました。

Kくんには触覚に関する過敏性が見られ、服を着ることを嫌がることがよくありました。このような感覚過敏は、ASDに特徴的です。

また、奇妙な手足の動作も出現しました。手のひらを逆にして（手の甲を相手に見せて）、バイバイをしたりするのです。強迫的な症状としては、マンホールに対するこ

だわりがあり、道を歩いているとマンホールを見つめて動かなくなることがしばしばありました。

小児期に、KくんはＴＥＡＣＣＨのプログラムに通い始めました。ＴＥＡＣＣＨは、自閉症に対して考案された治療プログラムです。これによって、ある程度の社会性が身についたようでした。

他の生徒や教師とはほとんどコミュニケーションがとれず

Kくんは中学では養護学校に在籍していましたが、イライラして苦しい場面が多かったということです。自分なりのルールが多く、つい人や自宅の飼い猫を叩いてしまうことがありました。

学校では、他の生徒や教師とはほとんどコミュニケーションがとれませんでした。家では感覚過敏の症状が続いており、服を着ようとはせずに、裸でいることもありました。あごを何時間もカクカク動かしていたり、つま先で歩いたりといった奇妙な動作も多くありました。これらの動作は「常同行動」と呼ばれています。また、眠るまでは決して目を閉じようとしません。

これらに加えて、別のこだわりの症状も持続しています。慣れ親しんだ場所に固執し、新しく行く場所でパニック状態となってしまうのです。さらに、髪の毛やつめを切るのを嫌がります。

その他には、しゃべろうとするときに最初の一文字でどもり、その一文字を言い続けて泣き出すこともありました。最近では自宅の周辺を徘徊し、迷子になり、不審者と思われてしまうことがありました。彼が安定した状態になるには、しばらく時間がかかりそうです。

第3章

LDの子どもたちは世界をこう見ている

ＬＤの子どもたちが「家」で見ている世界

ＬＤの多くは読字障害である

第１章で、ＬＤの代表的なものとして、読字障害、書字障害、算数障害の３つが挙げられるという解説をしました（74ページ参照）。

読字障害は、単語のまとまりから１つの単語を識別したり、１つの単語の中の音素を識別したりすることが困難な症状で、「読み」にかなりの時間がかかります。**書字障害**は、文字や文章を書く際に困難が生じる症状です。**算数障害**は、計算や推論が困難な症状です。いずれも、「全体的な発達には遅れがないのに」という大前提がつきます。

ＬＤの有病率は、全体で5～15％程度と考えられていますが、正確な数字は示されていません。この３つのうち、もっとも頻度が高いとされているのが**読字障害**です。

英語では「**Dyslexia**（**以下、ディスレクシア**）」と書き、日本語で「失読症」と訳されることがあります。ドイツの作家ベルンハルト・シュリンクさんが１９９５年に発表した小説『朗読者』が、２００８年に『愛を読む人』というタイトルで映画化され、その年のアカデミー賞５部門にノミネートされました。この作品の主人公がディスレクシアを抱えた女性であったため、ディスレクシアの認知が進みました。

それに対して**書字障害**は、英語では「**Dysgraphia**（**ディスグラフィア**）」と書きます。

本来、読字障害と書字障害の2つは区別されるべきものです。けれども「読むだけでなく書くことも困難」という人が多いことから、メディアなどでは「ディスレクシア」を「読み書き困難」、つまり、「読字障害（読めない）＋書字障害（書けない）」の2つを合わせたものとして使用している場合もあるようです。

「ディスレクシア＝読字障害（読めない）＋書字障害（書けない）」と定義した場合、英語圏では、ディスレクシアの発現率は10～20％といわれています。平成24年に実施された文部科学省の大規模調査によれば、「**読む**」**または**「**書く**」**に著しい困難を示す児童・生徒の割合が全体の２・４％**だったそうですが、「日本でも５～８％いる」という調査結果もあります。

欧米よりも日本の方が「読字障害（読めない）＋書字障害（書けない）」の割合が少ない理由は、漢字の大半が象形文字のために意味が直感的にわかりやすいからではないかと推測されます。

さらにアルファベットの場合は、26文字という限られた文字の組み合わせで文字を綴っていきますから、それぞれの単語の違いが出しづらく、同じように見えてしまうのかもしれません。

なお、**算数障害**は英語では「**Dyscalculia**（**ディスカリキュリア**）」と表記します。

どんなふうに世界を見ている？ 感じている？

では、ＬＤのお子さんたちは「世界」をどのように見ているのでしょうか？　個人差があるということを前提に解説していきます。

LDの症状

診断基準に合わせた障害は、下記3種。

読みの困難

読字障害（ディスレクシア）

文字が下記のように見えたり、読み間違えが起こる。
- にじむ
- ゆらぐ
- 左右逆さまになる
- かすむ

書きの困難

書字障害（ディスグラフィア）

- 形の似た文字を混同
- 文字の順番を混同
（ex.「田中さん」→「中田さん」）
- 書き間違える
（ex.「はし」→「ほし」）
- 漢字を部分的に間違える

算数・推論の困難

算数障害（ディスカリキュリア）

- 数字や記号がわからない
- 計算ができない
- 九九が覚えられない

〈読字障害のお子さんが見ている「世界」〉

読字障害のお子さんの場合、

「文字がゆがんで見えたり、重なって見えたりする」

「似た文字を区別することが苦手」

「文中の語句や行を抜かしたり、繰り返し読んだりする」

「読み間違いが多い」

「漢字の意味はわかるのに読めない」

「単語や文節の区切りがよくわからない」

「単語のまとまりがわからない」

「音読すると意味がわからなくなってしまう」

「読み方がたどたどしい」

「勝手な読み方をする」

などといった「世界」を生きています。

読むとは、文字を認識して音と結びつけ、いくつかの文字のつながりを単語として認識し、理解する行為です。このプロセスのどこかでつまずいているために、読字障害が起こっています。ですから、お子さんに対して周囲の大人は、

・プロセスのどの段階でつまずいているのか？
・そのとき「世界」がどんなふうに見えているのか？

を正確にヒアリングし、対処していくことが求められます。

〈書字障害のお子さんが見ている「世界」〉

書字障害のお子さんは、

「言葉を理解していても、文字を書けない」
「鏡文字を書いてしまったり、勝手な文字を書いてしまう」
「黒板やプリントの字が書き写せない」
「形の似ているひらがなやカタカナ（「め」と「ぬ」など）を書き間違える」
「小さな『っ』の音、最後が『ん』の音、『しゃ』など2文字の音が書けない」

「ひらがなは書けても、漢字が書けない」
「漢字のへんとつくりが逆になる」
「書き順が覚えられない」
「文字の形や大きさがバラバラになったり、マス目からはみ出す」
「文章が読みにくい、句読点が抜ける」
「文法的に誤りが多い」
「話していることを書き記せない」

といった「世界」を生きています。

ただ、ひとくちに「書く」と言っても実はさまざまで、お手本の文字を書き写す、自分の考えをまとめて書く、先生が話したことを書き記すなど、多岐にわたります。

お手本の文字を書き写せない場合、視覚認知の問題が絡んでいる可能性があります。「アルファベットのbとdが認識できない」「漢字の細かい部分が認識できない」「漢字のへんとつくりを入れ替えて書いてしまう」といったことが起こります。

また、先生が話したことを書き記せない場合、聴覚認知の問題が背景にある場合もあります。「先生が話したことを書き記す」とは、耳から入った音について、いくつかの変換候補（語群）の中から1つを選んで文字に変換し、そのとおりの文字として書き記すというプロセスを踏むわけですが、書字障害のお子さんは、次々と入力されてくる音の情報の変換がうまくいっていないのかもしれません。

〈算数障害のお子さんが見ている「世界」〉

算数障害のお子さんは、

「数字のケタが理解できない」

「繰り上がり、繰り下がりがわからない」

「九九は暗記できても、計算に使えない」

「暗算ができない、指を使って計算をする」

「算数の用語や、数式の記号がわからない」

「数字や記号の見落としが多い」

「図形が理解できない」

「文章問題で何を問われているのかがわからない」

「自分で計算式を立てられない」

といった「世界」を生きています。


「1、2、3……」といった基本的な数字の概念や、「＋、－、×、÷」などの計算記号、数字の規則性などを認識するのが難しいのです。

数字をそろえて書くのが苦手な場合、視覚認知の問題が関わっているかもしれません。また、文章問題で何を問われているのかがわからない場合は読字障害、先生からの質問に答えられない場合は聴覚認知がそれぞれリンクしていることも考えられます。

LDは見極めが困難な障害

LDは、乳幼児期には判明しづらい障害です。

なぜなら保育園や幼稚園の頃は、
・読む……行間の空いたひらがな文をゆっくり読むことが多い
・書く……ひらがなを書く程度で、ミミズ文字や鏡文字を書くのもあたりまえ
・算数……計算はほぼせず、習うとしても１ケタの足し算程度
といった症状・状況だからです。

そのため、小学校に入学してからでないと判断がつきません。

そして、入学後に本格的に学習をするようになった時点で、医師としてはお子さんの困難（読むのが困難／書くのが困難／算数が困難）の原因が、

「知的障害によるものなのか？」

「ＬＤによるものなのか？」

「あるいは両方なのか？」

などを見極めていくことになります。ただし、知的障害と診断された場合、ＬＤによってではなく、知的障害によって生じる日常生活の問題の方が大きいため、知的障害の診断と治療をメインに進めていくことになります。

詳細は後述しますが、ＬＤにＡＳＤやＡＤＨＤが併存しているケースが見られます。特にＡＤＨＤが併存している場合においては、不注意さから「読みが遅い」「書き間違いが多い」などの症状が見られるため、判断に迷うことがあります。

また、この見極めの際、ＬＤの症状特有の難しさも加わります。ＬＤの症状は「～できない」のではなく「**～するのが難しい**」**というもの**だからです。

たとえば、読字障害であれば「ひらがなの音読が遅く、読み間違えてしまう」「読んでいる文字や文章の意味を理解するのが難しい」「文章を読むのがたどたどしく、文章のあらすじをつかんだりまとめたりするのが難しい」といった具合です。

つまり、「**できることはできるが、時間がかかったり、サポートが必要だったりする**」というレベルなのです。

さらに言えば、ＬＤは「読み・書き・算数」という私たちにとってきわめて身近なスキルに関する障害のため、**親御さん自身の得手・不得手から来る〝見逃し〟や判断のバイアスも起きやすい**と想像しています。

仮にお子さんが文章を読むのが苦手で、文章の要旨を理解するのが難しい状況だったとします。その様子を見て親御さんが「僕も（私も）国語は苦手だったしなあ。そんな自分の子だから……」と「カエルの子はカエル」のような感じで、お子さんの読字障害を長らく放置してしまう可能性があります。

なお、詳細は「LDの子どもたちが『社会』で見ている世界」（171ページ参照）で後述しますが、成人になってからLDと判明する方も多いようです。

それから、**ADHDとLDの見極めも難しいところです。**

小学校の教室で教科書を読めないお子さんが学校でLD（読字障害）を疑われ、私のところに診察に来たことがあります。よくよく話を聞いてみると、そのお子さんはADHDでした。教科書を読むことに集中できず、読めなかったのです。文章の意味やあらすじは理解しており、集中できさえすれば文字は読めるようでした。

このような複数の理由により、お子さんがLDであるかどうかを見極めるのはなかなか難しいところがあります。

親のしつけや育て方が原因ではなく、子どものやる気や努力の問題でもない

まだまだ未解明な部分が多いのでもどかしいのですが、ＬＤも他の発達障害と同様、脳における何らかの機能障害が原因です。

人間は、目、耳、皮膚などの感覚器官を通して入ってくる情報を、脳の中で「受け取る／整理する／関係づける／表す」といった作業を行い、「読む、書く、計算する」といった「行動」に至ります。

しかし、定型発達者が「『読む』ときはこの順番で……」「『書く』ときはこの順番で……」「『計算する』ときはこの順番で……」とスムーズに踏んでいくステップのどこかで、ＬＤの人はつまずいてしまうのです。「**定型発達者がトントンと上っていくステップを、慎重に一歩一歩上がらなければならない**」というイメージに近いかもしれません。

確実に言えるのは、

・ＬＤは家庭でのしつけや育て方が原因ではないということ

・お子さんのやる気や努力の問題でもないということ

です。

前述したとおり、お子さんがＬＤかどうかを診断するのはなかなか難しくはあるのですが、それでも「もしかしたらＬＤなのかもしれない」と感じた時点で、一度専門医に診てもらうことをおすすめします。

ＬＤの場合、苦手を補う工夫や配慮は数多くあります。我が子にＬＤの症状があると理解していれば、家庭で補う方法はありますし、学校や周囲の人たちに配慮や協力を呼びかけることもできます。

心配なのは、お子さんがＬＤなのに、親御さんを初め周囲の大人が障害を理解せず、

「なぜこんな簡単なこともできないんだ！」

「努力が足りないんだ！」

などと叱責してしまうことです。そんなことをすれば、お子さんは深く傷つき、心身の健康の悪化にもつながります。

何より大切なのは、身近な大人たちの「**お子さんの症状に対する理解**」です。

子どもの障害の状況を正しく理解し、周囲と連携したサポートを行う

とはいえ、小学校ではたくさんの宿題が出されます。読むこと、書くこと、計算することがうまくできないお子さんが、家で宿題をこなすのは大変ですし、親御さんに求められるサポート力も宿題の量に比例していくでしょう。

お子さんがＬＤの場合、「**①まずは親御さんがお子さんの障害をきちんと理解する**」、その上で「**②学校に理解・協力を求める**」、そして「**③家でも学校でも、そのお子さんができるだけ学習しやすい環境を整える**」というステップが重要だと考えています。

特に、ご家庭と学校の連携は非常に大切です。

家でＬＤのお子さんが宿題をする際、親御さんがどのようなサポートをすれば良いのかは、学校で先生方がＬＤのお子さんの学習をサポートするノウハウと共通しています。対処法については、次項で詳しく解説していきます。

ＬＤの子どもたちが「学校」で見ている世界

「やる気不足」「努力不足」と決めつけないで

お子さんがＬＤによる問題で大きく悩み出すのは、国語での読み書き、算数での計算が始まる小学校入学以降でしょう。

先ほど「ＬＤは見極めが困難な障害」と書きました（152〜155ページ参照）が、小学校に入学したての頃は、ＬＤなのかどうかの判断が難しい年代です。また、座学による一斉授業でその内容を日々クリアしていくという〝プレッシャー〟もあり、先生や親御さんにも焦りが生まれやすい状況です。

そのため、

「サボっているんじゃないの？」

「頑張ればできるはずなのになぜやらないの？」

といった詰問や、叱責に至りやすい点に注意が必要です。

ＬＤの場合、全般的な知的レベルには問題がないため、小学校中学年になると、ある程度自分の状態を自分で伝えられるようになってきます。さらに、ＬＤの診断を踏まえて先生がきちんと説明をすることによって、クラスメイトもそのお子さんの状態を理解できるようになることが期待されます。

そのため、小学校低学年時に「読めない」「書けない」「計算できない」というお子さんがいても、その時点で「やる気不足」「努力不足」と決めつけないであげてほしいのです。

国語と算数でＬＤの子どもたちが抱える問題

では、小学校の現場で、ＬＤのお子さんはどのような問題を抱えているのでしょうか？　まず、科目ごとの切り口で見ていきます。

〈国語〉

・読むことが苦手で、正しく読めない
・読む速度が遅く、正確でない
・読み間違うことが多く、自分で変えて読んでしまう
・読めても、意味を理解していない
・単語の区切りがわからない
・文字を抜かして読む
・文字を正しく書けない
・書き取り、文章・作文を書くことが苦手
・漢字の部首（へんとつくり）を間違う
・複数の読みがある漢字に対応できない
・句読点など、文法に誤りが多い
・同じ音《おん》の表記に誤りが多い
・文章のルールがわからない（主語が抜ける、「てにをは」の誤りなど）

〈**算数**〉

・数の概念が理解できない、数式や記号の意味がわからない
・暗算ができない、計算のときに指を使わないとできない
・数字のケタが理解できない
・繰り下がり、繰り上がりがわからない
・九九を暗記しても応用できない
・文章問題が苦手、わからない
・応用問題、図形問題が苦手

このような具合です。

「読字障害＝読むことが苦手」「書字障害＝書くことが苦手」「算数障害＝計算など算数が苦手」ということが基本ですが、人間の行動は複雑かつ高度なため、障害の分類も実はそれほど単純ではありません。

たとえば、国語の場合であれば「読む」「書く」の他にも、「聞く（先生の説明を聞く

など）」ことも関連してきます。また、算数の場合であれば「計算する」の前に、「聞く（先生の説明を聞くなど）」や「読む（問題文を読む）」が関連しますし、高学年になると「推論する（問題の解き方や解答を想像する）」も関連してきます。

学年が上がるにつれ、各科目で求められる思考が、より高度化・複雑化していくため、ＬＤの悩みは学年が上がるにつれ大きくなると言えます。そのため、足し算・引き算の段階はクリアでき、学校の授業になんとかついていけたものの、かけ算になってからまったくわからなくなったということが起こり得るのです。

日々のコミュニケーションや学校生活でＬＤの子どもたちが抱える問題

多くの場合、読み書き（それに関連して聞くことも）が苦手なＬＤのお子さんは、日常のコミュニケーションにおいても、他の発達障害と似た困りごとを抱えています。

これには、いくつかの理由があります。まずＬＤにおいては、ＡＳＤやＡＤＨＤなど他の発達障害が併存している頻度が高いのです。さらにＬＤそのものの症状により、コミュニケーションの障害が起こりやすいこともその１つです。

たとえば、次のような問題があります。
・相手の話をうまく聞けない、特に集団の中だと難しい
・相手にうまく伝えられない
・相手の言うことが理解できない
・聞いたことを覚えていられない
・話題が飛ぶことが多い、一方的な話になりやすい
・反語やシャレがわからない
・場の雰囲気を読むことが難しく、友人関係をうまく作れない
診断が重複している場合もあるため、ASDやADHD（ADHDについては第4章で後述）のお子さんと類似した問題がしばしば見られるのです。

また、詳しい原因はまだよくわかっていないのですが、LDのお子さんは「協調運動（119~120ページ参照）が苦手」というケースが多くあります。

これは、DSM－5の診断基準では「発達性協調運動障害」に該当します。この発症頻度は6～10%程度と言われ、男の子の方が発症しやすく、成人になっても50～70%の割合で症状は残ると考えられています。

日々の学校生活においても、

・歩き方がぎこちなく、走る、跳ぶなどを覚えるのが遅い
・自転車、スキップ、箸を使うことがうまくできない
・物を落としたり、つまずいたり、ぶつかったりしやすい
・文字をマス内に収められない
・字を書くときに紙を破いてしまう
・模型の組み立て、ボール遊び、ジグソーパズルが苦手
・階段の昇降が難しい
・文房具を使った作業が苦手
・靴ひもを結ぶこと、ボタンのかけはずしなどが苦手

などは、発達性協調運動障害によるものの可能性が考えられます。

学校や家庭で行える具体的な対処法

では、LDのお子さんの学習時、学校や家庭ではどのようなサポートができるのでしょうか？

発達障害の症状は、一人ひとりで異なります。LDに関しても同じことが言えます。そのため、「読む」「書く」「計算する」という行為を細かいプロセスに分解し、

・プロセスのどの段階でつまずいているのか？

・そのとき子どもにとって「世界」がどんなふうに見えているのか？

を当事者であるお子さんからできるだけ正確にヒアリングし、対処法を検討すべきです。

ここでは、「読む」「書く」「計算する」に区分して、複数の対処法を挙げていきます。具体的なものから抽象的なものまで幅広く、一部重複するものもありますが、より多くの選択肢を示すためですので、その点ご了承ください。

LD全般に当てはまる支援の原則としては、**「指導内容を細分化する」「具体的な教材を使用する」「子どものペースに合わせて繰り返し指導する」**などが挙げられます。

〈読むのが苦手な場合の対処法〉

・読みやすくする工夫（文字を拡大する、ルビを振る、行間をあける、背景の色を変える、書体を変える、間違いやすい文字にマーカーで色付けする）
・読み飛ばしをなくす工夫（指でなぞりながら読む、しおりや定規をあてながら読む、鉛筆や定規ですでに読んだ行を隠す、厚紙などを切って1行だけ見えるようなシートを使う）
・音声教材やイラストの多いテキストなど、特性に合わせたものを使用する
・ゆっくり読ませる
・指などで一文字一文字を追いながら、読ませる
・文字と音の正確な関連を教える
・文の区切りを、１マスあけたり、「／」を入れたりして示した文で学ぶ

〈書くのが苦手な場合の対処法〉

・大きなマス目や広い罫線のノート、紙を使う
・間隔をあけて書く

・ゆっくりていねいに書く
・なぞり書きをさせる、文字をパーツに分けて示す
・点結び、線結びの練習をする
・板書を写真に撮る、音声を自動で文字起こしするなど、ＩＣＴを有効活用する
・漢字の覚え方を工夫する（書き順を音声化する、イラストなどのイメージにする、へんとつくりを別々にしたカードを作成し組み合わせる）
・文章を書く際は、まずは頭の中にあるものを単語レベルで書き出してみる
・模範的な文章を書き写す
・パターン化した文章を数多く書く
・下書きを手伝う

〈計算するのが苦手な場合の対処法〉

・ゆっくり落ち着いて計算させる
・数字や記号は大きく印字する

・日々の生活の中で数に親しんでもらう（お風呂で数を数える、おやつの数を数える）
・ブロックやおはじきで数の概念を理解する
・マス目のあるノートを使う
・九九は、表を見ながら覚える
・パソコンのＣＧソフトなどを使用し、立体をリアルに再現する
・積み木などで立体を作る
・数式の横に、文章でやり方などの説明を補足する
・長い文章問題は分解し、区切りごとに「ここまではわかった？」と理解度を確認する
・問題文の内容をわかりやすく説明する
・小数は数直線を使用して理解させる
・分数はピザを切り分けるところから理解させる

〈共通の対処法〉

・スマートフォンやタブレット（デジタル教科書、アプリなど）を積極的に取り入れる
・動画、漫画、図鑑などを有効活用する
・体を動かし、体験しながら覚える
・一度に何問も解かせるのではなく、理解して正解できたら休憩あるいは終了し、それを日々繰り返す
・できないことを叱るのではなく、一緒に考える
・他の子どもと比較しない
・落ち着いた雰囲気、環境を心がける

さらに、言語聴覚士、作業療法士などとの連携が有効なケースもあります。

ＬＤの子どもたちが「社会」で見ている世界

「どのような工夫で解決できるか？」という視点で支える

ＬＤのお子さんは、家や学校だけでなく、その他の時間・場所でも同じ「世界」を生きています。

たとえば、「似たような文字がすべて同じに見えてしまう」という「世界」を生きている子は、道路や駅で看板を目にしても、そこに書かれている文字の意味がわかりづらい可能性があります。

あるいは、「先生の話をうまく書き留められない」という子は、近所の人から話しかけられても、言っている意味がうまく聞き取れていないかもしれません。

そして、「計算が苦手」という子は、買い物のレジでどのお金を出せばいいのかわからず、まごついてしまう……そのようなことも考えられます。

何度も申し上げますが、これは当事者の「やる気不足」でも「努力不足」でもなく、脳の特性によるものです。周囲の大人はそのことを叱るのではなく、「その特性によって生じる問題をどのような工夫で解決できるか？」という視点でサポートしてあげてほしいのです。

最近ではコード決済なども浸透しているため、計算の苦手な子が買い物をするのであれば、「計算せずに済む環境」をサポートしてあげるのが賢明でしょう。対処法の具体的なヒントは、168〜169ページをご参照ください。

LDを乗り越えて活躍する著名人たち

LDは、「全体的な発達には遅れはないのに」という大前提がつくため、世界的に大活躍している人の中にもLDの公表者が多数います。

序章で挙げた、俳優のトム・クルーズさんや、キアヌ・リーブスさん。お仕事柄、台本を頭に入れなければいけないわけですが、他の俳優のように「読む」のではなく、「聞く」という行為で問題をクリアしてきました（若い頃は母親やアシスタントに台本を読んでもらい、録音テープを何度も聞いてセリフを暗記していたそうです）。たとえ苦手なことがあっても、周囲のサポートがあれば乗り越えられる好例を、彼らは示してくれています。

また、テレビタレントの**ミッツ・マングローブさん**も、文字がうまく認識できないため、読むことが難しい特性を持っています。難関の慶應義塾大学法学部に合格したキャリアをお持ちですが、「文字をすべて絵としてイメージで捉える」という勉強法で、見事に問題を乗り越えています。

ちなみに、ＬＤは判明しづらい障害のため、成人になってから「自分はＬＤだったのか」と気づく人もいるようです。

落語家の**柳家花緑さん**は、その１人です。読み書きが苦手で、疲れたり緊張したりすると、普段読めている字まで記号のように見えてしまい、読めなくなることがあったと、メディアなどで語っています。ご本人は「自分の努力不足だ」と悩んでいたそうですが、40歳のとき、テレビの視聴者からの手紙をきっかけに診断を受け、ＬＤと判明したそうです。２０１７年に公表し、その特性と付き合いながら高座でご活躍されています。さらに花緑さんは、LDに加えてADHDの特性を持っていることも明らかにしています。

LDに悩みながらも活躍を続けている著名人の障害の乗り越え方・対処のしかたは、当事者の方々、周囲の方々にとって大いに参考になるでしょう。

自らがLDであることを公表している彫刻家の**ロナルド・D・デイビスさん**は、著書の中で「LDの人は言語ではなくイメージによって思考を行い、この非言語的な思考と直感力が特別な才能を生むことがある」と述べています。LDは困難をもたらすだけのものではなく、ギフテッドとして働くという視点は興味深いものがあります。

以降では、具体的なLD患者さんの事例をいくつかご紹介していきます。

言語聴覚士の訓練を受けているLD患者

乳幼児期から激しい人見知りと偏食

ＬＤ（特に書字障害）の見られたケースです。

出生時に異常はなく、身体面での発育は正常でした。発語にやや遅れがあり、言葉をしゃべり始めたのは１歳半頃で、２語文の開始は３歳頃でした。

乳幼児期には、人見知りや偏食が激しかったそうです。通っていた幼稚園では、視線が合いづらく、対人交流が不得手だったため、養育訓練センターの利用をすすめられ、しばらく定期的に通所しました。

小学校では匂いに過敏で、給食には食べられないものがたくさんありました。学校ではほぼ１人で過ごしていました。協調運動が苦手なことに加えて、発音は不明瞭、書字も不得手で、文字の形や大きさはバラバラでした。文章を読むことも苦手でした。

また、お箸がうまく使えず、給食を手づかみで食べたり、文字がきれいに書けなかったりするために、先生からよく叱られました。全般的な知的能力は平均的なレベルで、知的障害は見られませんでした。

以上のように、このお子さんはＬＤの症状以外に、ＡＳＤと協調運動障害の特徴も見られています。

親や学校側の熱心な対応もあり、学習状態が改善

小学校の高学年になっても対人関係は苦手で、クラスメイトから「汚い」と言われたり、詰問されて泣いてしまったり、相手に対して思わず手が出てしまったりすることもありました。心理検査では全体的な知的レベルは正常だったものの、読み書きの障害が顕著でした。特に字を書くことについては文字のゆがみが強く、判読が困難なほどでした。

通院先の小児科では、言語聴覚士による訓練が定期的に実施されました。治療者から学校に対しては、以下のような提案が行われました。

- 書字障害が著明であるため、ボイスレコーダー、タブレットのカメラ機能など、ＩＣＴ機器の導入は有効です。
- まとまった内容を文章で書く際には、マインドマップなどの思考整理ツールで内

容を整理し、PCやタブレットで実際の文章を作成するとスムーズです。

- 読解については、文字を拡大する、行間をあける、フォントを調整する、文字と背景のコントラストを調整するなど、本人が文字を見やすい工夫の継続をお願いします。
- 課題を行うときの姿勢が崩れていても、大目に見てください。いい姿勢を維持することは、大変な労力が必要です。

本人は積極的とは言えませんでしたが、お母さんと学校側が熱心に関与・対応をし、これらの方法のいくつかを導入した結果、学習状態に改善が見られました。中学では、試験の際に問題文を読み上げてくれたり、別室での試験を認めるなどといったさまざまな配慮を、学校側が行ってくれるようになりました。

LDとADHDが併存する患者

アルファベットの「b」と「d」の違いがわからない

次は、LDとADHDが併存するケースです。

乳幼児期には、特に発育の遅れは見られませんでした。

ただ、幼稚園、小学校の時から落ち着きがなく、勝手な行動も見られたので、先生からはよく怒られていました。

ケアレスミスが多く、忘れ物が多く、特に教科書をよく忘れていました。体育の時間は校庭で先生の話を聞かず、勝手にグラウンドの草をいじっていたそうです。教室でもじっとしているのが苦手で、ささくれを触ったり、唇の皮を触ったり、椅子を動かしたりすることがたびたびあり、貧乏ゆすりもよくしていました。

学習面では、文字を覚えるのに時間がかかりました。アルファベットの「b」と「d」の違いがわかりませんでした。また、算数も苦手で、「1＋1」の意味がどうしても理解できませんでした。そのため、学校の勉強についていくのが難しかったそうです。

その反面、絵を描いたり音楽を聴いたりすることは好きでした。

小学校のクラスではおとなしく、友だちは少ない方でした。クラスメイトに悪口を言われたことをきっかけに、学校に行くのが嫌になり、休みがちとなりました。

不登校となり、うつ病と診断された中学時代

中学校に入学後、いったんはしっかり登校するようになりましたが、友人から仲間外れにされたことから、不登校になりました。無理して登校しようとすると、腹痛から下痢をするようになりました。よく眠れない、悪夢を見る、微熱が出るなど、さまざまな身体的な症状も伴いました。

13歳のとき、精神科を受診。「人の視線が怖い、不安でしかたがない」「何がウソで、何が本当かわからない」「みんなに笑われている感じがする」などと述べ、うつ病と診断されています。投薬治療を受けましたが、改善は見られませんでした。

その後、一時中学校に登校できた時期もありましたが、「人前に出られない、頭が

ぐちゃぐちゃになる」などと不安定で、リストカットを繰り返しました。いじめに遭ったシーンがフラッシュバックすることもたびたびありました。

この症例では、ＡＤＨＤの症状がベースにあり、不注意、衝動性の症状が見られましたが、正しく診断されておらず、感情的にも不安定で、不安、抑うつ状態が出現しています。また、併存しているＬＤ（読字障害と算数障害）も、適応を悪化させる要因になったと考えられます。生活面の改善のためには、本人と家族が障害の特性をしっかりと認識し、学校と共有することから始めることが必要でしょう。

第 4 章

ADHDの子どもたちは世界をこう見ている

ＡＤＨＤの子どもたちが「家」で見ている世界

過敏さ、動きが多い、睡眠時間が短い、よく泣きわめく

ＡＤＨＤは、日本語で「注意欠如多動性障害」と書くとおり、大きな症状としては「不注意」と「多動・衝動性」の2つが挙げられます。家、学校、社会、いずれの場においても、この2つが代表的な悩み・問題となっています。

ここではまず、「家」にフォーカスして見ていきましょう。

乳児の時期に「うちの子はＡＤＨＤでは？」と気づくのは、なかなか難しいものがあります。ただ、乳児の段階からいくつかの特徴が見られる場合があります。

1つは、**刺激に敏感であるという特徴です。音や光などの環境によって混乱しやすい傾向が見られます。たとえば、音のうるさい場所、強い光を放つ場所などでは寝ら

ADHDの症状

不注意

- 勉強中の不注意、ミス
- 注意を持続することが難しい
- 話をしていても上の空のように見える
- 指示に従えず、課題をこなせない
- 課題などを順序立てて行えない
- 精神的な努力が求められるタスクを嫌う
- 必要なものをよくなくす
- 外的刺激によってすぐに気が散る
- 日常的に忘れっぽい
  （忘れ物が多い）

多動・衝動性

- 手足をそわそわ動かす
- 落ち着いて着席していられない
- 不適切な状況で走り回る
- 静かに遊べない
- じっとしていられない
- 会話で一方的にしゃべりすぎる
- 相手の質問が終わる前に答え始める
  （最後まで聞いていられない）
- 順番や規則を守ることが困難
- 他人を妨害したり、
  邪魔をしたりすることもある

出典：「きょうの健康」（2018年11月号、NHK出版 日本放送協会）

れなかったり、かんしゃくを起こしたり、泣いてしまったりすることが起こります。「外出先、宿泊先では全然寝られない」といった場合、お子さんがいつもとは違う刺激を嫌がっているのかもしれません。そして、刺激に対する拒否反応が多動・衝動性につながっている可能性があります。

さらに、**動きが多い、睡眠時間が短い、よく泣きわめく**といった特徴も、乳児の段階で見られることがあります。

歩けるようになると、自分自身の活動域も広がります。大人の許可を得ず、興味・関心のあるものに惹かれて、そちらの方へ1人で行ってしまうということが起こるのです。

具体的には、「スーパーなどで一緒に買い物をしていたら、いつの間にか視界から消えていた」「サイレンカー（消防車や救急車、パトカーなどの緊急車両）を追いかけて走り出してしまった」といった具合です。そのため、たびたび迷子になります。「ちょっと面白いものがあるとバーッと走っていって、自分がどこにいるのかわからなくなり、結局迷子になってしまうんです。だから、この子が小さい頃は常にしっかりと手を握っていました」というお母さんの思い出話をひんぱんに聞きます。

また、乳幼児の時期から昼寝をせずに1日を過ごし、親御さんが寝つく時間になってもまだ元気に動いているお子さんも見られます。なお、後述しますが、ADHDの場合、睡眠過少のケース以外に、対照的に睡眠過多のケースもあります。特に中学生頃から、いくら夜間に眠っても昼間の眠気があるという過眠症も見られます。

さらには、感情を爆発させてしまうお子さんもいます。怒りっぽかったり、イライラして物にあたってしまったり。コンビニで買ってほしいお菓子があったのに親御さんに「ダメ」と言われてしまったことが許せず、絶対に買ってほしくて、道路に突っ伏したまま駄々をこねて、疲れ果てるまで何十分も泣きわめくといったケースもありました。

こういった多動・衝動性に関する症状は、歳を重ねるにつれて激しさを増すものもあれば落ち着いていくものもあり、人によってさまざまです。

とはいえ、うろうろ歩きやかんしゃくは日々ひんぱんに起こることなので、親御さんを初めとするご家族は、心身ともに苦労が多いと思います。

ただ、私の実感としては、「兄弟姉妹との間でケンカになってしまい、ＡＤＨＤのお子さんが衝動的に暴力を振るってしまった」といった出来事は必ずしも多くはありません。つまり、ケンカや揉め事の頻度は、定型発達の兄弟姉妹とあまり変わらないようです。ＡＤＨＤのお子さんの特性を、兄弟姉妹がある程度は理解していることが理由の一つかもしれません。

一度指摘したら後は見守り、投薬治療も検討する

では、ＡＤＨＤのお子さんを持つ家庭において、ご家族はどのような対処をしていけばいいのでしょうか？

これは自宅内に限らず、学校でも社会でも、どの場においても共通して言えることなのですが、周囲の人たちは「**本人が悪いのではなく、ＡＤＨＤという特性がそうさせるのだ**」**という基本スタンスで当事者に接する**ことです。ＡＤＨＤの症状には、脳内の神経伝達物質「ドーパミン」や「ノルアドレナリン」が関与していると言われています。行動における問題は、本人のやる気の問題ではなく、脳の特性によるものな

のです。

実際に私がいろいろなお子さんに話を聞くと、ある程度物心がつく年齢になると本人にも「自分でもついやってしまうんだ」という自覚が芽生えているようです。でも、ついその行動をとってしまう。いわゆる「わかってはいるけどやめられない」という状態が多いのです。そのような状態で何度も同じ指摘をすると、単に攻撃をしているだけとなり、お互いにヒートアップしてしまい家族関係も悪化してしまいます。

本人や周囲に危険が及ぶことでなければ、という条件つきではありますが、行動上の問題については、「一度はしっかり指摘し、後は見守る」というスタンスが良いと思います。

そのような心の持ちよう・付き合いの距離感と並行して、ＡＤＨＤのお子さんをお持ちの親御さんに検討をおすすめしたいのは、「**薬物療法**」です。そもそもＡＤＨＤの投薬治療は、成人ではなく子どもを対象として始まった歴史があります。

その歴史をひもといてみましょう。１９３１年に「Emma Pendleton Bradley

Hospital」という米国初の小児精神科病院が開設されました。開設者のジョージ・ブラッドリー医師が、7歳で脳炎に罹患し、さまざまな後遺症を患っていた娘さんの名前にちなんで命名したものです。

この病院では積極的に新しい投薬が試みられ、器質脳症候群（多動性衝動性障害、発達性多動、多動児症候群）と診断された当時10歳前後の小児に、ベンゼドリン（デキストロアンフェタミン：中枢神経刺激薬の一つ）を投与し、攻撃的行動、衝動行為が減少したという結果（1937年）が得られました。

この結果が後世に引き継がれて、さらに研究が進められ、現在では「コンサータ」（メチルフェニデート徐放剤）などの精神刺激薬が小児のADHD症状に効果をもたらすことがわかっています。

「コンサータ」は、日本で初めて厚生労働省からの承認を受けた「ADHDに適応を持つ」精神刺激薬です。ADHDの症状に大きな関係のある、ドーパミンとノルアドレナリンの働きを活性化させることで、症状を改善する働きがあります。「長時間作用型」と呼ばれる飲み薬で、効果が12時間持続するように設計されているため、朝1

回飲むだけで日中に追加で薬を飲まずに済みます。

発達障害のケアに関しては、**「専門家に診てもらい、お子さんの状態を見極めるのは、早ければ早いほど良い」**（注：必ずしも、投薬治療が早ければ早いほど良いというわけではありません。適切なタイミングがありますので、念のため断っておきます）と言えます。病院に対して抵抗感のある親御さんが多いでしょうし、投薬治療となるとなおさらだと思いますが、もしも「我が子はADHDなのかもしれない」と感じることが何度かあるようでしたら、専門病院などで早めに相談になるのが良いと思います。

もしも子どもの頃に障害に気づけていれば……

なぜ「専門家に診てもらい、お子さんの状態を見極めるのは、早ければ早いほど良い」と考えているのか？　それは、発達障害や知的障害の場合、早めに見極め、将来社会生活をするためのトレーニングをしておかなければ、大人になってから苦労してしまうからです。

これは現在50代の男性の例ですが、その方は軽度の知的障害を持っていました。学校からすすめられたにもかかわらず、親御さんが専門医の受診を拒否し、何の手当てもされずにきました。

すべては「もしも」でしか語れませんが、仮にご両親がこの男性の状態を早い段階から理解し、特別支援学級や養護学校に通わせるなどの手段を用意できていれば、社会生活に向けたさまざまなトレーニングができたはずです。また、当事者本人にとって働きやすい職場探しができたかもしれません。

ところが、周囲の大人が彼を放置してしまったのです。その結果、どこに行っても仕事がうまくいかず、就職しては辞めて……の繰り返しとなってしまいました。最終的には親御さんを恨み、悲惨な傷害事件を起こしてしまう結末となったのです。

乳幼児、せめて小学校の低学年くらいまでに周囲の大人の誰かが、この人の特性に気づき、専門家に受診させていたらと思わずにはいられません。と同時に、一人ひとりの特性にいち早く気づいてあげられるような発達障害の評価の仕組みを、日本全体で構築することも重要です。この意味からも、学校教育の体制の変更が望まれます。

ＡＤＨＤの子どもたちが「学校」で見ている世界

ＡＤＨＤのお子さんの小中学校時代の通知表

小中学校の通知表を見ることで、ＡＤＨＤのお子さんの学校での現状を知ることができます。

ＡＤＨＤのお子さんが、先生方の目にどのように映っていたのか？　それを読者のみなさんにも知っていただくために、あるＡＤＨＤの男性の小中学校の担任教師が記載した「行動上の特徴」から、コメントを集めてみました（ご本人から掲載の承諾を得ています）。

小学5年

・ノートの使い方、字の書き方がやや乱雑である。

・実力はかなりある方であるが、やや学習態度が良くない。
・自由研究もなかなかしっかりしたものを発表した。ただ、少しふざけ過ぎる面が見られる。
・今までこのクラスでは見られなかったタイプの子で、なかなか元気があり、はきはきと表現にものおじしない。

小学6年

・積極的で機敏な学習をする。一つひとつしっかり身につけるようにすれば、さらに学力がつく。それには、ノートをしっかりとること、落ち着いて学習すること。
・突飛なことをやるが、男子としてはあたりまえで気になさることはありません。
・いつも心を落ち着け、しっかりした気持ちを持ち続けてください。

中学1年

・気持ちをおだやかに、ゆっくりした心が大切です。
・学習習慣をつけてしまわなければだめです。

中学２年

・少し自分を主張しすぎるきらいがあります。
・感情に走らないように、くれぐれも注意をすること。

いかがでしょうか？　通知表のコメントを並べて眺めるだけで、学校生活の具体的な光景、症状の変化などがある程度イメージできるのではないでしょうか？

この男性に関しては、「不注意」「多動」という症状が認められたものの、友人関係などの対人関係は、さほど問題とはなっていなかったようです。つまり、多動などの症状が重症ではなかったため、学校生活などの適応は比較的良好でした。

とはいえ、ＡＤＨＤのお子さんの場合、小学校に入学し、規則正しい集団生活が始まると、さまざまな悩みを抱えることになります。

その悩みとはどんなものでしょうか？　それぞれ具体的に見ていきましょう。

着席できず、しゃべり続けることで集団生活になじめない

ＡＤＨＤのお子さんは、規則正しい集団生活が始まる小学校入学後に、ＡＤＨＤの症状に悩まされることが多くなります。

多動の症状、**「じっとしていられない」**「落ち着きがない」といったものにはさまざまなレベルがあります。静かに着席すべきときに、どこか落ち着かずに貧乏ゆすりをしてしまう程度のものから、イスや机をガタンガタンさせて音を出す、あるいはじっと座っていられず、クラスの中をうろうろ歩き回って授業に支障をきたす例までいろいろです。教室の中にいられずに、出て行ってしまうお子さんもいます。

その他の多動の症状として、**「しゃべり続ける」**ことも挙げられます。しゃべってはいけない場所やタイミングであっても、常に何かをしゃべっていなければ落ち着かなかったり、あるいはじっとこらえていられずに一方的に話し続けたりするのです。授業中のおしゃべりで注意されることもしばしばです。

また、「**待つことが苦手**」も多動の1つと言えますし、「**高いところに登ったり、そこから飛び降りたりする**」といった行動も見られます。これには、危険な行動を好んでするといった特性も関連しています。

ADHDのお子さんの場合、小学校入学後の立ち歩きが大きな問題となります。ただ、善悪あるいはTPOの認識・判断がつく9～10歳くらいになると、収まってくることが多いようです。

女優・タレントとして著名な**黒柳徹子さん**がご自身の子ども時代について書いた『窓ぎわのトットちゃん』という本があります。この本の内容から、黒柳さんはADHDと診断できると思います。小学校入学後、「トットちゃん」は教室内をうろうろ歩いたり、窓からチンドン屋さんに呼びかけたりする日々を過ごし、学校側から「手に負えない」と言われ、転校を余儀なくされてしまいます。そして、転校したトモエ学園の自由でのびのびとした校風に救われ、才能を開花させていきました。

黒柳さんの場合も、学年を重ねるにつれ、立ち歩きを初めとした多動の症状は収まっていった印象を受けます。

余談になりますが、『窓ぎわのトットちゃん』は素晴らしい内容の本であり、ADHDに関するエッセンスが詰め込まれています。800万部を超える日本の戦後最大のベストセラーで、世界中で翻訳されています。2023年12月には、アニメーション映画として公開されることが決定しています。ADHDのお子さんを持つ親御さんに大きなヒントを与えてくれる好著なので、ぜひご一読ください。

衝動的な言動、友だちに対する攻撃性が見られる

ADHDのお子さんには、**衝動性**を認めるケースもよくあります。

衝動性には、**「内的な衝動性」と「行動面における衝動性」の2つ**が存在します。

内的な衝動性は、素早い判断や決定をもたらすこともあるのですが、どちらかと言えば「重要な事柄でも、思慮深く考えずに簡単に決めてしまう」というマイナスの傾向として現れることが多いようです。

あえて表現するならば「ADHDの人は頭の中も多動」なのです。「**ADHDの人**

たちの心の中では、多種多様なまとまらない衝動的な考えが常に起こっては消えている」というイメージです。このため、「質問が終わる前に答えてしまう、かぶせて話す」「人の会話や遊びに割り込んでしまう」「順番が守れない」といった行動もたびたび起こります。

一方、行動面の衝動性は、他の児童や家族に対する攻撃性となって見られることが多いです。普段はおとなしいＡＤＨＤのお子さんが、些細なやりとりをきっかけにプツンとキレてしまい、相手の子どもに暴力を振るってしまうことがあります。

ＡＤＨＤの子の場合、特に小学校低学年時などはイライラしやすいことが多く、比較的小さな引き金で怒りを爆発させることがあります。情緒不安定で、その気分や行動は変わりやすく予想しにくいものです。

また、衝動性と欲求に対する充足を引き延ばせないことが特徴であり、事故や怪我が多発することもよく見られます。

ひんぱんに起きる忘れ物、落とし物、なくし物

小学校入学以降は、生活の中で**不注意**の症状がひんぱんに現れるようになります。それは端的に言えば、準備したり、用意したり、持っていったり、持ち帰ったりする物（伝達すべき情報なども含めて）が飛躍的に増えるからです。

もっともひんぱんに認められるのは、**忘れ物**です。学校に、教科書、ノート、帽子、体育着などを忘れてしまうといったことが起こります。

そして、**落とし物**。家のカギなど大事なものを落としたりするのも、ADHDのお子さんの傾向です。私の診ていた方の中には、「毎日、帰り道のどこかに弁当箱を落としてくる」という人がいました。お弁当袋に名前が書いてあるので、後々見つかるのですが、どこでどう落としていたのかは本人もよくわからなかったようです。

さらに、**なくし物や置き忘れ**。**ADHDの子どもは、準備や片づけが苦手**です。朝、学校に行くときに必要な物を準備しているとき、「アレがない」「コレが見つからない」といった感じで、なかなか準備を完了できないことも多いです。

このような不注意による出来事が、ときにクラスメイトを巻き込んで起こることも

あります。私が診療していたある男の子の場合、学校で自分の靴箱と勘違いして、他のお子さんの靴箱から靴を取り出してしまいました。そのまま帰宅したところ、お母さんに「それ女の子の靴じゃない？」と指摘されたことがありました。女児用の赤い靴を履いていたのに、本人はまったく気づかなかったのです。

ランドセルを忘れて登校した、パジャマのまま着替えないで学校に行ってしまったなど、笑い話のようなエピソードも実際に見られます。

集中力が続かず、好きなものだけに集中する

不注意の症状の１つとして、ＡＤＨＤのお子さんは「**集中力のコントロールが難しい**」という問題も抱えています。ＡＤＨＤの方々のこのような傾向は「**精神的な努力が必要な課題を嫌う**」と表現されることがあります。

興味のない課題にはなかなか取り掛からず、いったん始めても**長続きしない**ことが多いです。そしてやりっぱなしのまま、先送りにする傾向が強いです。注意を十分に払えないために簡単な間違いが多くなり、同じ間違いを繰り返すこともあります。

一方、興味を持った内容であれば、熱中して何時間も過剰な集中を示すこともあります。たとえば、自分が興味を持った授業などにはグッと入り込んで話を聴いていたりしますし、好きなゲームは寝食を忘れて熱中したりもします。

ただし、大半のことには心が動かず、上の空だったり、すぐに飽きてしまったりします。授業中、先生の話を聞かず空想にふけったり、手遊びをしたりするお子さんもいます。ただ、その中には地頭の良いお子さんもいて、「授業をまったく聞いていないのに理解できている」というケースも一定数見られるようです。この点は先生の反感を買うこともあるので、注意が必要でしょう。

思ったことをそのまま口にして、不要なあつれきを生んでしまう

次に、**衝動性**に関連する症状の1つとして、**「思ったことをすぐ口にしてしまう」**というものがあります。

「それを言ったら、相手がどう思うか？」を考える前に、言いたい、伝えたいという衝動が先立ち、口にしてしまう。たとえば、友だちの新しい洋服や新しい髪型を目に

して「あんまり似合ってないね」とか、「○○の真似してるんでしょう」などと言ってしまう。あるいは相手の間違いを「それは間違ってる」とはっきりと指摘してしまう。しかも相手の言葉を遮ってしまったり、大きな声で言ってしまったり……このような言動は些細なことに思えるかもしれませんが、相手の強い反感を買ってしまい、根深いトラブルにつながる可能性も否定できないのです。

子どもの世界でも、大人の世界でも、日本社会は忖度《そんたく》の強い社会です。「学校カースト」あるいは「スクールカースト」といった言葉があるように、学校内やクラス内における人間関係は、ともすれば大人以上にシビアでナーバスな側面があります。そんな中、ADHDのお子さんが発する「空気を読まない」ひと言が、本人の意図しない形で〝炎上〟してしまう危険性があるのです。

実際にそういった発言をきっかけに、仲間外れにされたり、いじめに遭ったりということも起こっています。

ADHDのお子さんは、クラスメイトだけでなく、先生に対しても思ったことを口にしてしまう傾向があります。「そんなことわかってるよ」「いちいち聞かないでよ」といった口調でしゃべってしまい、ともすれば生意気な態度、人を馬鹿にした態度だと勘違いされることがあるのです。

また、先生が「みんなで考えてみてくださいね」と言っているのに、自分がわかった時点で「はい、答えは○○！」などと答えてしまい、授業進行の妨げになってしまうケースもあるようです。

そういったさまざまな出来事の積み重ねにより、真面目な先生、余裕のない先生などは、ＡＤＨＤのお子さんにあまり良くない感情を抱くことがあるようです。この子どもは生意気で、教師の言うことを聞こうとしないと見なされてしまうのです。

私は、ＡＤＨＤの人の小中学校時代の通知表を読ませていただくことが多いのですが、「ときどき困ることもあるけど、よく頑張っているね」といった温かい視線を感じる教師のコメントもあれば、「これとこれが大きな課題である」といった冷たい視線を感じるコメントもあります。

冷たい視線のコメントには、「あなたのことが好きではありません」「いつも言うことを聞かないあなたに苦労しています」といった先生の感情がにじみ出ています。ＡＤＨＤのお子さんは日頃の態度によって、どこか見どころがあって好ましいと思われることもあれば、逆に問題児として目をつけられることもあるのです。

ケアレスミスがひんぱんに起こる

ＡＤＨＤの人は、**注意の障害**があるため「**さまざまなことに注意を払う・多方面に意識を向ける**」**といったことが苦手**です。

あることに注意を向けていても、次の瞬間に別の刺激が入ってくると、最初の事柄を忘れてしまうことが多いのです。また、現在行っていることと無関係な音や、目に入る物体に気をとられ、そちらに注意が向きやすい傾向があります。

その結果、ケアレスミスがよく見られます。テストでは些細なミスを犯しやすく、不注意により保護者向けのプリントや資料など（参観日のお知らせなど）を親御さんに渡すのを忘れることも多いようです。

そのため、重要な情報が伝わらないこともしばしばあります。「保護者会があることをまったく知りませんでした。前日にクラスメイトのお母さんとの立ち話で『明日の保護者会で……』という話題が出て初めて知り、あわてて仕事のスケジュールを調整してもらって、何とか参加できました」といったことが起こるのです。

このような事情もあり、子どものランドセルの中を毎日必ず確認するようにしているというお母さんもいらっしゃいました。

やるべきことを後回しにする、先送りすることの弊害

先ほどADHDの人は準備や片づけが苦手と書きましたが（198ページ参照）、ここには「**面倒くさい**」という気持ちも多分に影響しているようです。

準備に関して言えば、「明日は音楽の授業があるから、縦笛をランドセルに詰めなきゃ。でも面倒くさいから朝起きてからやればいいか」といった感じです。

さらに後述のように（206〜207ページ参照）、ADHDのお子さんの中には「夜遅くまで起きている」「朝起きられない」という子がたくさんいます。そういった睡眠事情も重なり、翌朝やるはずだった準備がきちんとできず、忘れ物が増えてしまう

子も多いのです。

片づけに関しても「面倒くさい」という感情が重なり、ついつい後回し、先送りにする傾向があります。家では、自分の部屋や机の上がぐちゃぐちゃのまま片づけられないということになります。また、学校では引き出しや道具箱の中が整っておらず、机の中からだいぶ前の給食のパンが食べかけの状態で出てきたといったことも起こっています。

何年か前に「払おう、払おうと思っていたのに、納税書類を見つけたり、納付先まで払いに行ったりするのが面倒で、つい税金を滞納してしまった」という芸能人のニュースが話題になりました。あくまでも私の推測ではありますが、この方にはＡＤＨＤの「**後回しにする、先送りする**」という傾向が顕著に見られたと思います。

宿題の量が負担になり、転校するケースも

ＡＤＨＤのお子さんの親御さんからは、「**宿題をやらないんです**」という相談もよく受けます。

宿題をやらない理由ですが、純粋に宿題を忘れている場合、宿題があることはわかっていても後回しにしてしまう場合、どちらもあるようです。

宿題の問題が深刻になるのは、中学校入学以降が大部分です。小学校時代の宿題が少ないとは決して言いませんが、中学に入ると科目数が増えることもあり、宿題の量はさらに増えます。

また、最近の私立中学などでは、受験校化が進んでいるため授業の進行が速いうえに、宿題のレベルと量も上がります。ＡＤＨＤのお子さんの中には、「小学校までは何とかこなしていたものの、中学校の宿題でつまずいてしまった」というケースが見られます。また、そのことをきっかけとして、不登校になった、私立中学を辞めて公立中学に移ったという人もいます。

入眠困難や過眠も見られるため、生活リズムにも気くばりを

ＡＤＨＤのお子さんの中には、**睡眠障害**を抱えている人もよくいます。

典型的なのは**入眠困難**。夜になっても落ち着かず、寝つけない人です。大人が寝る

時間になっても元気で、夜11時、12時まで起きているというケースもあります。

いわゆる夜更かしは、次第に**睡眠リズムの異常**を引き起こします。「夜型の生活ではあるけれど、朝はばっちり目覚める」となれば良いのですが、たいていは「夜型の生活となった結果、朝早く起きられない」という事態に陥ってしまうのです。

また、**過眠**の問題を抱えている人もいます。「夜あんなに寝たのにまだ眠い」と昼間も寝てしまう人、「興味がないときには眠くなる」とすぐに寝てしまう人などです。理由は明らかになっていませんが、このような過眠の症状は思春期に入るとよく見られるようになります。日中の眠気には、夜更かし以外にも原因はあるようです。

思春期に増えがちな不登校

小学校高学年～中学校の思春期には、不登校になるお子さんが増えてきます。

そこには大きく3つの理由があります。

1つめは、**人間関係**の問題。思ったことを口にしてしまったり、約束事を忘れてしまったりするADHDの人の場合、日々の言動が原因で、対人関係をうまく築けなくなってしまうことがあります。

明るく行動的であるため、小学校の頃は比較的仲間の輪に入っていけるのですが、人間関係の機微が複雑になってくる時期には「ずけずけとモノを言うよね」とか「約束をすっぽかしたり、ルールを破ったりしているのに、よく平気な顔をしていられるよね」といった感じで、仲間から疎んじられてしまうことが起こるのです。そのストレスによって学校に行けなくなるというケースが見られます。

2つめは**健康**の問題。「1時間目に間に合うように起きられない」といった睡眠リズム障害の状態や、「授業中ずっと眠い」といった過眠の状態になると、規則正しい生活を送るのが難しくなり、「学校に行きたくない」という気持ちが起こって、学校から足が遠ざかってしまうのです。

そして3つめは**学習**の問題。ＡＤＨＤの人は宿題が苦手です。特に中学に入ると、質・量ともに宿題の内容がレベルアップします。最初のうちは宿題をこなすのが苦しいと感じるだけであっても、次第に本当にこなせなくなり、宿題に手をつけていないまま登校するのが嫌になり……こうした悪循環によって、結果的には学校に行くのをやめてしまうのです。

人間関係、健康、学習の問題は、どれか１つだけというわけではなく、すべてが複雑に絡み合っています。

ＡＳＤの場合、対人関係の問題から学校に適応できず、不登校や引きこもりとなる例がしばしば見られますが、ＡＤＨＤにおいても不登校はまれではありません。

ＡＤＨＤの子どもに対して周囲はどのように接するべきか？

ここまで、ＡＤＨＤのお子さんが学校生活の中で悩む症状、および抱える問題についてそれぞれ解説してきました。症状や問題だけを読むと、「ＡＤＨＤの人にとって学校生活はこんなに辛いのか？」という暗い気持ちになってしまいますよね。

でも安心してください。ここからは対処法について解説していきます。

行政レベルの対処法（もしくは提言）から、今日からできる具体的な工夫まで、さまざまな方策を挙げていきます。ＡＤＨＤに対してパターン化されたマニュアルは存在していませんが、多くの場合、以下に示すポイントが必要な内容です。

1.「**子どもをほめること、自信をつけさせること**」
失敗を指摘するよりも、できたこと、良かったところをほめてあげましょう。
長い説教や叱責は意味がありません。

2.「**強制しない**」
力まかせによる強制や、威嚇して言うことを聞かせることは、本人が自身の誤認・ミスなどに気づくチャンスをつぶしてしまいます。

3.「**学習の環境を整える**」
子どもがより良い条件で課題に取り組めるように、クラスなどの環境を変えていくことを試みましょう。

〈1クラスあたりの児童数を減らす〉
これは一個人の意見でどうにかなるものではありませんが、日本では「1クラスあたりの児童数が多すぎる」ということが、ADHDを初めとする発達障害、あるいは知的障害の子どものケアに大きな影響を与えています。

欧米の初等教育では、1クラスの人数は15～20人程度のところが大部分です。少子化が進む日本も、ぜひともこれにならってほしいと思います。

学校の先生方も「一人ひとりをもっときめ細かく見ていきたいが、現場は手一杯で目が行き届かない」というのが実情です。先生方がもう少し余裕を持てる現場になれば、発達障害のお子さんの症状により早く気づくことができ、学校と医療機関との連携などもより緊密になっていくと考えています。

〈お子さんの状態に応じて支援学級などを検討〉

障害のある児童生徒に対する学習サポート環境は、以前よりも整っています。

たとえば東京都板橋区の場合、

- 知的発達に遅れがある児童や生徒が毎日通い学習する「**支援学級**」
- 情緒・行動面で個別の対応が必要な児童・生徒が、決められた曜日・時間に巡回指導教員による指導を受ける「**特別支援教室**」

・耳が聞こえにくい児童や言葉に課題がある児童が、決められた日時に保護者が付き添い、通級する「**通級指導学級**」

（板橋区公式HP「特別支援学級・STEP UP教室・きこえとことばの教室・特別支援学校」https://www.city.itabashi.tokyo.jp/kyoikuiinkai/shienkyoiku/1012255.html より）

といった形で、お子さんの状態によって細かく分かれています。

名称はさまざまですが、各市区町村にも同じような学習サポート環境が存在します。こういった環境は、子どもたちがストレスなく過ごすことができ、社会適応力をスムーズに養う上でも重要であると思っていますが、これらを有効活用するにあたり〝壁〟となるのが親御さんの気持ちです。「恥ずかしい」という感情や、「差別されるんじゃないか」といった思いからためらってしまうことがまれではありません。

お子さんの現状に合った環境を検討し、用意してあげることを最優先にして、選択肢の1つとして検討してみることをおすすめします。

〈危なくないなら「それで良し」とする〉

学校の先生には、**「危険な行為でないのなら、おおらかに見守る」**という心の持ちようをおすすめします。

たとえば、発達障害の生徒が授業中に窓の外を見て話を聞いていない場合を考えてみましょう。担任として気になることはよく理解できます。けれども、「それでも良し」としませんか？　本人も、そんな自分の現状に対して無自覚なのではなく、いちおうわかっているとは思います。わかってはいるし本人的には努力もしているけれども、うまくできないのです。

そういう時期のお子さんに対して、「だらしがない」「飽きっぽい」といった言葉で努力を促そうとしても、自己否定的になるだけでなく、感情面でも不安定になってしまいかねません。

彼らにできないことはたくさんあるかもしれません。「きちんと」していない点も多いでしょう。でも同時に、できること、少しずつできるようになったことも多くあると思います。そこに目を向けて評価してあげてください。

〈先生同士が連携し、温かく見守る〉

また、学校の先生にお願いしたいのは、先生同士がうまく連携して見守ってあげてほしいということです。現場の先生方の忙しさは十分理解していますが、医療現場でたくさんの子どもたちに接していると、「のびのび、ぼんやりする時間があるだけで救われる」という子が多いからです。

たとえば、授業中教室を出て行って、校庭を1人でブラブラしてしまうお子さんがいるとしましょう。そのとき、職員室にいる先生に連絡を入れて「今、校庭にいるので、遠目で見守っていてください」とお願いしてみたらどうでしょうか。

あるいは、教室に長時間いるのが苦手な子がいるとします。保健室の先生にお願いすることが可能であるなら、「2時間目が終わったら少し休憩しに行きます」と連絡をする。そのような先生同士の連携や温かいまなざしは、お子さんたちの人生にきっと良い影響を与えるでしょう。

しかし一方で、こういった個別の対応はとても無理、1人の「問題児」を特別扱いはできない、という意見もあることでしょう。事実、現場の多忙さが教員の方々の心身をむしばみ、休職者や退職者が増加していることも確かです。根本的な解決のためには、教育制度を変更して教員の負担を減らさなくてはならないでしょう。また、ケースによっては特別支援学校などの利用も検討する必要があります。

〈「できない」を前提に解決方法を考えてあげる〉

「できないことをできるようにトレーニングする」というのも重要ですが、それには限界があります。そのときは「できないことはできないこととした上で、問題解決にフォーカスする」という視点が必要です。

たとえば、教科書の忘れ物が多いのだとしたら、「その日に必要な教科書をランドセルに入れる」という行為を止めてしまうのです。「すべての教科書を持ち歩く」でもいいし、学校が許可すれば、「すべての教科書を学校に置いておく」という方法もあるでしょう。「学校に教科書を置いてきたら、家での勉強は？　宿題は？」というのであれば、費用はかかりますが「教科書を2セット用意し、家にも学校にも置いておく」という選択肢もあります。

大人でも、時たまリュックなどにいっぱいに物を詰めて移動している人を見かけることがあります。発達障害の当事者で、普段から多くの荷物を持ち歩いている方に話を聞いたところ、「自分は忘れ物が多いので、なるべく全部持ち歩くことにしている」との答え。もちろん重いとは思いますが、その人に合った方法で現実的に対処しているわけです。

「前例がないから」「特例は認められないから」といった理由はいったん脇に置いて、「悩みを抱えているお子さんが悩まずに済む環境をどうやったら作れるのか？」を目的に、一人ひとりに適した解決方法をどうか「**お子さんの身になって**」探ってあげてください。まさに、大人の側の柔軟性が問われているのです。

〈宿題は親が手伝ってあげればいい〉

中学校に入ると、宿題で悩む子が増えると書きました（206ページ参照）。これには、さまざまな原因があります。そもそも集中力がない、じっと座っていることが苦手といった理由はよく見られます。勉強そのものが負担で強いストレスを感じていることも多いようです。

ＡＤＨＤのお子さんの宿題の問題で悩んでいる親御さんに対して、私はよく、

「宿題を親御さんが手伝ってあげたらどうですか？」

そうお伝えするようにしています。

子どもが大学生などの場合、「卒論をお子さんに代わって書いてあげることは、できないですか？」とお話ししたこともありました。

これに対して、さまざまな反応が返ってきます。

「親が手伝っていいんですか？」

「子どもに頑張らせるのが当然なんじゃないですか？」

そういった声が上がることもありました。ですが、あえてそうお伝えしています。

たとえば、宿題に悩んで学校に行くのが嫌になり、不登校になってしまい、そのまま大人になって社会に出るのも怖くなってしまった……そんな事態に陥るかもしれないのに、「本人が何とかしろ」というスタンスをとるのは適切な対応とは言えないでしょう。実際、思春期の時期においてＡＤＨＤを初めとして発達障害のお子さんは不

適応になりやすく、不登校から引きこもりに至ることがまれではありません。

人間には、誰しもできること・できないこと、得意なこと・苦手なことがあります。「少々苦手でもできる」のであれば、本人が頑張ってやればいいでしょう。

しかし、学校を続けられないほどの困難を抱えているのであれば、躊躇せずにサポートしてあげれば良いのです。もしも「ここそこ手伝うのは親として気が引ける」というのであれば、担任の先生などに事前に相談をしても良いでしょう。また、こういったことに対する理解のある学校を選ぶことも、親ができるサポートの1つです。「サポートが必要なときは誰かに頼る」という行動は、当事者のその後の人生において重要な選択肢となります。ただし、頼った相手に与えてもらうばかりでなく、自分の好き・得意を活かして、相手にお返しをすることを同時に教えていくようにしましょう。

〈学習の現場で活用できる実践的ノウハウ〉

最後に、学習の現場で活用できるサポートについてまとめます。

一人ひとりで症状が異なるため、すべての子に該当するわけではありませんが、サポートのヒントにはなるでしょう。また、一部のノウハウはＡＳＤやＬＤのお子さんにも活用できるものです。
学校の先生方には、既知のものが多数含まれていると思いますが、本書ではご家庭でも活用できるアイデアとして掲載しています。

【集中できない子には】

・掲示物や音など、周囲の刺激を減らす
・子どもの周囲に不必要なものは置かない
・先生の近くや教室の前方に席を移動する
・子どもが気にする棚などは、カーテンなどで覆う
・話は短くし、絵や写真などを利用する
・子どもが取り組んでいる作業・課題を部分的に手伝う
・クラス全体に話してから個別に対応し、小分けにして教えたり、やらせたりする

・何かの手伝いをお願いする（プリント配布を手伝ってもらうなど）
・できた点については、しっかりほめる

【不注意さが見られる子には】
・説明を短く区切り、５Ｗ１Ｈを明確に
・視覚情報と聴覚情報の両方をうまく併用する
・ゆっくり落ち着いて課題に取り組ませる
・授業の途中でわかないところがないか確認する
・身振り手振りを交えたり、声に抑揚をつけて楽しく伝える
・クラス全員に伝えた後、その子だけに個別にもう一度伝える
・子どもの名前を呼びかけながら話す
・手順ややり方を細かく分解し、箇条書きにする
・板書はゆっくり行う

【動きたくなる、感情が爆発してしまう子には】

- 気が散らない環境を整える
- 授業を止め、クラス全体で小休止する
- すぐにできる小さな役割を与える（小テストなど）
- 「動いていいとき／動いてはいけないとき」「しゃべっていいとき／しゃべってはいけないとき」を明確に示す
- ボディタッチをすることで落ち着くこともある
- 離席についてのルールを作る
- 興奮したときは、別室でクールダウンさせる
- 怒りのきっかけを避ける
- かんしゃくが治まったときや、がまんできたときにほめる
- 怒りの治め方を一緒に考える

【その他】

・叱るよりも、良い面をほめる
・注意はその場で行い、過去のことをむしかえさない
・先回りして考えさせる
・行動だけを見て叱るのではなく、「その子がその行動をしたかった理由」を考える
・指示は短く小分けにし、手本を示す
・偏食を叱らない
・着替えの時間は長めに
・持ち物は最小限に、片づけを手伝う
・持ち物に名前を書く
・おしゃべりしてよい時間を教える
・本人が冷静になれる空間を確保する
・できた点に声かけをして評価する

ＡＤＨＤの子どもたちが「社会」で見ている世界

ＡＤＨＤのお子さんが社会に出る前に身につけるべきこと

ＡＤＨＤの子どもが成人になり、社会生活を送る上で少し心配な点として、**「見ず知らずの他人に対して自分が思ったことを口にしてしまう」**という行動があります。さらに、ＡＳＤの方々にも共通する、他人に対して規律正しい言動を求める特徴も見られます。

たとえば、喫煙が禁止されている路上で喫煙者を見かけて、衝動的に大きな声で「そこで吸っちゃダメでしょ！　わかってる？」などと注意してしまうような行為です。ルールを守らない人が当然悪いわけですが、きつい言い方をしたことで相手と揉めてしまうケースもあります。

見ず知らずの他人だけでなく、身近な相手に対しても思ったことを口にしてしまい、それが元でトラブルになり悩む人も多いようです。

社会人になり、入社した会社の上司や先輩に対して、「課長、そのアイデアは絶対うまくいかないですよね？」「先輩、今失敗しましたよね？」といったように、目の前で起こったこと、頭の中にふと浮かんだことをそのまま口にしてしまいます。その結果、「それ、思っても口にすることじゃないだろ！」「みんなの前で言うことじゃないだろ！」と叱責されてしまうのです。

ただし、**ＡＤＨＤのお子さんの場合、成長するにつれて自らコントロールできるようになっていく人が多い**印象です。多動を例にすれば、学年が上がるにつれて「依然として貧乏ゆすりはしているが、うろうろ動き回るようなことはなくなった」というように変化を遂げていきます。

失言癖については、社会人の場合は、上司から「思っても口にすることじゃない」と叱られることで、本人が「次からは言わないようにしよう」と自覚し、徐々に抑えられるようになっていきます。

子どもの場合も、同様の失敗から学んで、言葉にする前に言っていいことかどうか検討できるようになるケースもあります。

とはいえ、社会に出る前に**ソーシャルスキル**（**社会生活を送るための技能**）を身につけておいた方がいいことは言うまでもありません。

ソーシャルスキルは、多くの子どもたちは幼児期から人とのつきあいで自然と身につけていきますが、良くも悪くも「空気を読もうとしない」ＡＤＨＤのお子さんは、その基本スキルを身につけていないことがまれではありません。

特別支援学級などにおけるトレーニングでは、専門家が相手の意図や気持ちを理解することの重要性、感情や行動をコントロールする力の磨き方などを教えてくれます。

さらに、人の話を聞くとき、目上の人に挨拶するとき、会話の輪に加わるときなど、さまざまな日常生活の場面を設定し、専門家がお手本を見せてくれたり、本人がロールプレイングで演じてみたりしながら、「こんな場面ではこう行動すればいいんだ！」ということが体感的に理解できるようになっていくのです。

「過剰集中・一点突破」をプラスの個性と見なす

ＡＤＨＤのお子さんの場合、「好きなものにはとことんのめり込む」という特性があります。没頭の度合いは、定型発達者のレベルを凌駕《りょうが》しています。

その「**過剰集中・一点突破」を素晴らしい個性と見なし、本人が打ち込める対象を見つけてあげる**ことが大切だと思います。

芸術の分野などは、没頭できるよい対象です。中でも絵画やイラスト、漫画などは、ＡＤＨＤの人たちと相性が良いようで、寝食を忘れて描き続けている人が多くいます。

彼らはいろいろなことを想像して新しい試みを考えるのも得意で、起業家にはＡＤＨＤの特性を持つ人が数多く存在しています。

また、スポーツもおすすめです。サッカー、ラグビー、バレーボール、陸上競技など、激しい動きを伴うコンタクト競技（相手選手に直接接触する形式の競技）、スタミナの求められる競技で活躍する人が多いです。

「これは苦手」「あれはできない」ということも多いＡＤＨＤのお子さんに、チャレンジする機会を作ってあげて、「これだ！」という出合いをサポートしてあげてください。

以降では、具体的なＡＤＨＤ患者さんの事例をご紹介していきます。

家族関係で苦しんだＡＤＨＤの男性

父、母、姉……家族がそれぞれ精神的な問題を抱える

家族関係で苦しんでいた、ＡＤＨＤのＹさん（男性）のケースです。

Ｙさんによれば、彼の家族はみな精神的に問題を抱えていました。ただし、確認はできていません。彼は次のように述べていました。

「父は強度の人格障害を持っていて、アルコール依存とＤＶを繰り返し行い、家族全員ケガをさせられていました。怒りの感情が起こるたびに、包丁を取り出して周囲の人を脅していました」

「母はアスペルガーで強迫観念を持っていました。幼少期にバスで保育園へ行くと

き、母は家のドアの鍵が閉まっているかどうか、10分以上もチェックしないと外に出られませんでした。人のことを配慮せず、ずっと話し続けて、よく人を怒らせていました」

「姉は人格障害であると、医者に診断されていました。リストカットを繰り返し、包丁を持ち出して『自殺してやる』と叫ぶのが日常茶飯事でした。姉は今も病院に通っています」

高校生になっても家族との関係はうまくいかず……

子どもの頃より、Yさんは父親からひんぱんに暴力を受けていたとのことです。耳から出血するほど殴られることもありました。物を捨てずに置いていると、「部屋が汚い」とひどく殴ったり、怒鳴ったりされました。またYさんは、家族からも教師からも「落ち着きがない」「机が汚い」「協調性がない」などとよく指摘されました。

学校ではよく物をなくしました。Yさん自身は「キレやすい」子どもで、些細なことでイラついて物にあたりました。リコーダーや靴を人に向けて投げることもあれば、いたたまれなくなって教室から飛び出して逃げてしまうこともあったのです。周囲の生徒とは折り合いが悪く、良い関係を築くことができずに、いじめられて1人でいることも多かったそうです。

何事にも集中するのが苦手で、本を最後まで読むことが困難でした。勉強は嫌いではないものの、思うようにできないことが多々ありました。じっとしているのも苦手で、整列しないといけない場面で急に走り出してしまったり、何かしていないと落ち着かず、髪の毛を抜き続けることもありました。このように児童期のYさんには、多動と不注意の特性が認められます。

思春期以降、Yさんは対人関係に苦しい思いをすることがさらに増えました。親しい友だちに対しても、誰かと一緒にいるときには「自分は見捨てられるのではないか？」という不安が強かったそうです。相手が自分の思うように動いてくれないと、すぐに不信感を覚えて攻撃してしまうこともありました。

高校生になっても、家族との関係はうまくいきませんでした。学校でも孤立することが多かったため、Yさんは高校を中退し、通信制の高校に転校しています。このように、Ｙさんは ＡＤＨＤの特性が顕著であることに加え、対人関係で悩むことが多かったのですが、さらに家族によるストレスも常に重荷になっていたのでした。

学校になじめなかった引きこもりの男性

落ち着きがなく、じっとしていられなかった保育園時代

次は、診断的にはＡＤＨＤとＡＳＤの特性を持っているケースです。不登校から引きこもりの状態に至りましたが、院内学級の利用により適応の改善が見られています。

ＴＫさん（男性）は、幼児期から周囲に「変わってるね」と言われる子どもでした。お母さんの記憶によれば、「あやしてもあまり笑わないし、声を出さない子どもでした」とのこと。また、なかなか視線を合わせようともしませんでした。それに加えて癇《かん》が強く、動きも多く、いつも身体を動かしていました。

保育園に入ってからも、ぐずってなかなか登園しようとしませんでした。落ち着き

がなく、じっとしていられないことが多かったのです。保育園に行きたがらず、お母さんが抱きかかえて無理に連れて行ったこともありましたが、結局いつまで経っても嫌がることが続き、結局あきらめて退園することになりました。

小学校５年生頃からは学校を休む日が増え……

小学校にもなかなかなじめませんでした。当初から登校拒否が見られましたが、お母さんと一緒に登校し、少しずつ学校に行けるようになりました。何日間かかかり、やっと校門に入れたものの、教室に入るまでにはしばらく時間が必要でした。

高学年になってからも、頭痛や頻尿のために学校を休むことがたびたびありましたが、病院で受診しても異常はありませんでした。ただ、学校ではよく忘れ物をし、また不注意でひんぱんに転んでケガをしました。

ＴＫさんは、学校に登校した日はイライラして不機嫌になることが多かったそうです。友人関係は少なく、放課後はいつも１人で家にいました。たまに友だちと一緒に遊んでいても、いつの間にか１人でいることがあったようです。電車が好きで、電車や駅の名前をよく覚えていました。また何事にも神経質で、自分の持ち物に他人が触るのを嫌がりました。

学校の成績は中位から下位で、どちらかというと勉強は苦手でした。5年生頃からは、学校を休む日が増えました。担任の教師は家庭訪問を繰り返すなど、熱心に対応してくれましたが、あまり効果はありませんでした。

中学で不登校となり、病院の院内学級への入学が転機に

中学校は始めの数日間は通学したものの、その後まったくの不登校になりました。朝になっても起床せず、終日布団の中で過ごすようになりました。心配した親御さんが県立病院の小児科を受診させ、病院の院内学級への入学を決めました。

院内中学1年目は、登校と不登校を繰り返しましたが、2、3年生になると、ほぼ休まず登校できるようになりました。相変わらず友人関係は希薄でしたが、課外授業などにも参加し、担任とも良好な関係を保つことができました。

服薬によって改善した不登校の女子高生

忘れ物、なくし物、提出忘れなどで先生から怒られた小学校時代

ＫＲさん（女性）は現在、高校１年生です。

彼女は小児期から不注意の症状が目立っていました。忘れ物が多く、ものをなくしたり、提出物を出し忘れたりすることがたびたびあり、先生から怒られていました。勉強は苦手でした。なぜなら、勉強をしようと思ってもすぐに飽きてしまい、長続きしないからです。片づけもなかなかできませんでしたが、おとなしい性格だったので大きな問題にはなりませんでした。

高校は、以前から興味のあった音楽関係のコースのある学校に進学しました。けれども、入学後もだらしない生活態度は変わらず、朝起きることができずに遅刻したり、イライラして過食したりすることを繰り返していました。「面倒くさい」と言っては何日も入浴をせず、そのまま学校に行かないこともありました。

発達障害の専門外来でADHDと診断され、服薬治療をスタート

学校の課題であるピアノのレッスンも、思うように続けることができませんでした。不安定な気分になると、家の中で興奮して物を放り投げたり、大声をあげたりすることを繰り返しました。

KRさん本人も「自分は他の人とは違う、どこかおかしい」と思い、お母さんのすすめに従って、ある精神科クリニックを受診しました。けれども病院では、「よくわからない」と言われてしまいました。少量の抗うつ薬と抗不安薬が処方されたものの、効果はありませんでした。

そこで発達障害の専門外来を紹介され、受診したのです。その結果、ADHDという診断が出て、KRさんはADHDの治療薬であるメチルフェニデート徐放剤が処方されることになりました。

当初は状態が不安定でしたが、きちんと服薬するようになってからは見違えるほど安定しました。それまではよく学校を遅刻したり、はっきりした理由もなく休んだりすることが多かったのですが、生活が規則正しくなり、休まずに通学できるようにな

ったのです。

気分的にも明るく前向きになり、学校の行事にも熱心に参加するようになりました。それでもつい頑張りすぎてしまい、行事が終わった後などには疲れて数日休むことがあります。また、多少のミスはあるものの、集中力が増したため勉強にも熱心に取り組めるようになり、成績も以前より向上しています。

小児科で誤診されたＡＤＨＤの男性

小児科での診断は「アスペルガー症候群」となっていた

ＡＳＤを疑われて受診したところ、ＡＤＨＤと判明したＴさん（男性）のケースです。

Ｔさんが、ある総合病院の小児科からの依頼で受診したのは、彼が17歳、高校２年生のときのこと。小児科での診断はアスペルガー症候群となっていました。

小児科からの依頼状には、

「アスペルガー症候群の方です。知能検査ではＩＱは１１５と高得点でしたが、言語性ＩＱと動作性ＩＱとの差がかなり見られました（言語性＞動作性）。小学校より受診していますが、（心理・精神医学的な意味での）反社会的な部分を持っており、プライドは高く、相手の立場では考えられないため、対人関係のトラブルの多い方でした。

今でも、自分勝手な考え方などがありますが、以前と比べるとよくなっていると思います。高校に在学していますが、問題も多く、今後も考えていかねばならない状況です。退学などもあるかもしれません」

という主旨のことが書かれていました。

Ｔさんは大柄で、私との面接では一方的にしゃべる傾向が見られました。「自分には才能があり、それはすごいものだと思っている」と彼は真顔で主張しました。

けれども、具体的に何がすごいのかは説明しようとしませんでした。診察室の中では、ふんぞり返って椅子に座り、粗暴ということはありませんでしたが、ふてぶてしい態度でした。

「書店で本の万引きを何度か行う」という問題行動

お母さんからの情報では、就学前には言葉の遅れが見られたそうです。小児期から行動面で落ち着きがないところがあり、他の子どもとのトラブルが多く、「キレやすい」側面を持っていました。

小学校の頃、友だちと口論になったとき、給食室で「包丁を貸してくれ」と言って問題になったことがありました。母によれば、「家族から見ても、自己中心的で我慢ができない点が強く、『ブレーキが利かない』行動がしばしば見られましたが、最近は自制をするようになり、大きな問題はなく楽しく過ごせています」ということでした。

学校の成績は、ばらつきが大きかったそうです。数学は比較的得意でしたが、他の科目は「やる気が出ない」と言って真面目に勉強をしなかったので、最下位に近い成績でした。作詞・作曲と小説が趣味で、「自分で小説を執筆している」と本人は話してくれました。

小児科での診断がアスペルガー症候群であったので、何らかの「こだわり」の症状が見られるかどうか、本人とお母さんに確認を行いました。特定の事物への興味の偏りや、自分に独特の行動のパターンが見られるのか聞いてみたものの、はっきりした答えは得られませんでした。

一方、最近になり、「書店で本の万引きを何度か行う」という問題行動が見られました。理由を聞くと、本人は「本が欲しくなるとその衝動を止められない」と述べ、自分にはまったく非がないかのように話すのです。

さらにTさんには、小学校の頃から現在まで、忘れ物がひんぱんにありました。また、物の置き忘れやなくし物もよく見られ、片づけも苦手でした。

中学生のときのことです。気分の変化が大きく、決めたことを守らないので、親が叱ると、そのまま怒って家出をしてしまったこともありました。家出した翌日の夕方、Tさんは自宅に戻ってきました。名古屋まで新幹線で行き、ネットカフェに泊まり、仕事を探したものの見つからなかったので、そのまま帰ってきたのでした。

ＡＤＨＤの治療薬を用いると問題行動は減り、感情面も安定するように

Ｔさんのケースを検討してみると、主要な症状は衝動性と不注意であり、衝動性のコントロールができないことをきっかけとして、学校のクラスメイトとしばしばトラブルを起こしていました。

ＡＤＨＤの方は、自分が興味の持てないことには、集中力が低下する特徴を持っています。Ｔさんの場合も、知的能力は高いにもかかわらず、嫌いな学科はほとんど勉強をしないため、反抗的というレッテルが貼られてしまいました。

さらに、家でも学校でもひんぱんに叱責されることから、精神的に不安定となり、万引きという非行を繰り返すことに至りました。

言葉の発達に遅れが見られた点、動作性ＩＱよりも言語性ＩＱが高値である点は、ＡＳＤに比較的多い所見であり、一定のＡＳＤ的な特徴は持っています。

ただ、おもな症状はＡＤＨＤに典型的なもので、主診断はＡＳＤではなくＡＤＨＤでした。つまり、小児科におけるアスペルガー症候群という診断は適切なものではなかったのです。

Ｔさんに対しては、それまで投与されていた投薬の内容を変更し、ＡＤＨＤの治療薬を用いました。その結果として、まだ安心はできないですが、問題行動は減り、感情面でも安定するようになっています。

社会性や倫理観の欠如が見られたDBDマーチの男性

二度の殺人事件を起こしてしまった過去

ＡＤＨＤから進展し、「破壊的行動障害のマーチ（ＤＢＤマーチ）」に該当する、Ｎさん（男性）のケースです。

Ｎさんは、二度殺人事件を起こしていました。一度目は未成年の時、不良同士のいざこざの際に相手を殴り殺してしまいました。二度目の殺人は、ある精神科病院の中でのことでした。原因は些細なもので、自分の洗濯物が物干しからなくなり、他の患者の洗濯物が干してあったことに腹を立て、その相手の患者の顔や腹を見境なく殴ったのです。相手は意識不明の状態となり、救急病院に収容されましたが、内臓破裂で亡くなりました。

Nさんはシンナーの常習者でした。中学2年生の頃からシンナーに酩酊して興奮し、傷害事件を何度も繰り返していました。

家族関係では、旋盤工でアルコール好きだった父親を早くに亡くしていました。お母さんと二人暮らしでしたが、お母さんには軽度の知能障害があり、読み書きに不自由していました。姉2人はすでに結婚して、家を出ていました。

Nさんは小学生の頃から粗暴で落ち着きがなく、地元の問題児でした。中学時代に地元の不良グループに入り、ケンカや校内暴力をひんぱんに起こしていました。

自宅でも、特に母親に対して少しでも気に入らないことがあると、ベルトの金具で殴る、蹴るの暴行を加えました。中学3年生のときには、恐喝と傷害で補導されています。

中学卒業後、一時は塗装工として働きましたが、シンナーの常習癖により、すぐに仕事は辞めてしまいました。このため数回、鑑別所に入所しましたが、出所してもシンナーの濫用や粗暴な行為は以前と同様に見られました。

何度も問題を起こす彼を、警察は徐々に相手にしなくなりました。そのためNさんは、シンナー濫用者として10代の半ばから精神病院を転々とすることになりました。病院の中でも彼は荒れました。小さなトラブルですぐに激昂し、他の患者につかみかかったり、殴りかかったりすることがよく見られたのです。

小児期のADHDから出発し、次第に反社会的な行動障害まで進展

ここで、「破壊的行動障害のマーチ」という考え方についてご説明しましょう。これは、小児期のADHDから出発して、次第に反社会的な行動障害にまで進展するケースのことです。

診断基準の中で、反抗挑発症／反抗挑戦性障害（Oppositional Defiant Disorder：ODD）、間欠爆発症（Intermittent Explosive Disorder：IED）、素行障害（Conduct Disorder：CD）、反社会性パーソナリティ障害（Antisocial Personality Disorder：ASPD）という、衝動的な問題行動を示す疾患が記載されていますが、これらにADHDを加えて、「破壊的行動障害（Disruptive Behavior Disorders：DBD）」と総称されています。

これらの障害が、個人の成長発達のプロセスの中で、連続的に進展していく場合を

「DBDマーチ」と呼んでいます。不注意や多動というADHDの特徴は、「反抗」と誤解されやすく、大人から叱責・拒否されるという体験は、子どもにとっては深刻なことです。また、二次障害が生じやすく、さらなる反抗に至りやすいのです。

このNさんのケースは、DBDマーチに当てはまります。子どもの頃から落ち着かず、衝動的であった彼はADHDと診断されます。その彼が、周囲の無理解から反抗を重ねて、重大な事件まで起こしたと考えられます。小児期において彼のADHDの特性を見抜き、適切に対処をしていれば、このような悪い方向への進展は防げたかもしれません。

終章

子どもの発達障害には こんな取り柄や強みがある

「特性」を受け入れ、活かし、どう生きていくのか？

先人たちをモデルケースに考えてみる

本書の締めくくりとして、発達障害のお子さんの「特性」を将来どう活かしていけば良いか、について考えていきます。

ここでは、ＡＳＤ、ＬＤ、ＡＤＨＤのお子さんに分けて述べていきますが、あくまでも大きな方向性、１つのヒントという理解で読み進めてください。特性は、一人ひとり異なるからです。また、ＡＤＨＤと診断されたお子さんの特性が、ＡＤＨＤの方によく見られる特性に合致しないこともあるので注意してください。

【ＡＳＤの人たちの特性および向いている仕事】

ＡＳＤの人たちの場合、子どもであっても成人してからであっても、全般的に「1

つの物事に打ち込む特徴が強い」という傾向が見られます。彼らは非常に真面目な態度で、きっちりと仕事に取り組みます。

また、「**妥協しない**」という傾向も見られます。自分なりの手順、自分なりの進め方、自分なりの時間配分……そういったものがはっきりしていて、時には頑固過ぎるように見えます。

加えて、ＡＳＤの人たちの中には「**感覚過敏**」を持つ人が多くいます。定型発達者から見ればほんのわずかな違いであっても、ＡＳＤの方の中にはひとめで発見できる能力を持っている人もいますし、定型発達者が聞いてもわからないわずかな音のズレに気づくことができる人もいます。ＡＳＤは、しばしば絶対音感を持っています。

さらに「**カメラアイ**」、つまり視覚情報を写真や動画のように、すべて記憶してしまう人もいます。私の知っている医学生は「講義内容は頭の中で〝動画〟として記憶していて、復習するときはその〝動画〟を〝再生〟しています」と教えてくれました。

こういった特性があるため、**抜け漏れを発見したり、細かくチェックしたり、とい**

った業務ですぐれたパフォーマンスを発揮する人が多いようです。たとえば、「ソフトウェアの膨大な量のプログラムの中からバグを検出する」「論文など長文の校正・校閲をする」といった仕事です。

また、第2章で（106ページ参照）『不思議の国のアリス』の作者ルイス・キャロル、『種の起源』を著して進化論を唱えた自然科学者のチャールズ・ダーウィン、『純粋理性批判』の著者として知られる哲学者イマヌエル・カントなど、1つのテーマや作品に向き合う**作家**や**研究者**も、ASDに向いている職業の1つと言えるでしょう。

その他、IT業界の中には「シリコンバレー症候群」という言葉があるそうです。シリコンバレーはカリフォルニア州北部にあり、世界有数のIT企業が集まっているエリアです。シリコンバレーで働くプログラマーのうち、少なくとも1割以上はASDではないかと言われています。米国には、ASDの人を積極的に採用しているIT企業も存在しています。

【LDの人たちの特性および向いている仕事】

ＬＤの場合、「特性を活かして」というよりも、「ＬＤというハンディを創意工夫で乗り越える」といった感覚の方がしっくりくるケースが多いと思います。

平成7年の文部省（現文部科学省）の定義（73ページ参照）で、ＬＤについては「全般的な知的発達に遅れはないが、聞く、話す、読む、書く、計算する、推論するなどの特定の能力の習得と使用に著しい困難を示す、さまざまな障害」とあるとおり、「特定の能力の習得と使用に著しい困難を示す」ものだからです。

学習障害の中で代表的なものが、読字障害、書字障害、算数障害です。

本書でもたびたび取り上げた、トム・クルーズさんなどと同じ読字障害であっても、創意工夫のしかたは人それぞれ異なります。

早稲田大学ラグビー部監督に就任後、2年連続で部を全国大学選手権制覇に導き、日本ラグビーフットボール協会の初代コーチングディレクターに就任した、**中竹竜二さん**という方がいます。この方は著書『鈍足だったら、速く走るな』の中で、ご自身が読字障害であることを公表しています。何とか読める範囲の言葉から内容を映像化して、イメージで記憶したり、国語の教科書を丸暗記しておいて、授業中に音読の順番が回ってきても困らないようにする、などという努力で乗り越えてきたそうです。

他にも「読字障害だったのではないか？」と考えられている人が、世界の著名人の中にはたくさん見られます。相対性理論を発表した科学者、アルベルト・アインシュタイン、蓄音機や動画撮影機を発明した**トーマス・エジソン**などもLDの可能性が指摘されています（ただし、アインシュタインはASD、エジソンはADHDという説も提唱されています）。

書字障害、算数障害にも同じことが言えます。自分の苦手な能力が求められる職業であっても、「その能力だけ」を使うわけではありません。俳優であれば、演技。発明であれば、ひらめきと創造性。さまざまな職業のコアとなる能力やスキルは「読む、書く、計算する」とは別に存在しているのです。さらにLDにおいては、言語よりイメージが豊かであるという指摘もあり、そういった特性が、科学や芸術の分野で活かされているのかもしれません。

なお、LDの方々にも理解しやすいユニバーサル・デザインの研究は、世界中で進められていますし、AI技術の進化によって、読字障害、書字障害、算数障害の方々が抱える「苦手」をサポートしてくれる環境は飛躍的なスピードで整っていくでしょう。

そういった意味で、将来はＬＤの方々がより生きやすく暮らしやすい社会になると、私は想像しています。

【ＡＤＨＤの人たちの特性および向いている仕事】

ＡＤＨＤの人たちの場合、人によって違いはあるものの、多くの場合、**明るくてコミュニケーションをとるのが得意**という傾向があります。また、**スタミナがあり、行動力がある**という傾向も見られます。対人関係に苦労しないことが多く、初見の人ともすぐに親しくなることができます（ただし、長期的な人間関係を維持することは難しい場合が多いです）。

このようなことから、彼らは経営者などに向いていると言えます。楽天創業者の三木谷浩史さん、ニトリ創業者の似鳥昭雄さんの名前を挙げました（48ページ参照）が、何もないところから何かを創り上げるといったポジションは、ＡＤＨＤの方向きでしょう。

ただし、同じ社長職であっても「軌道に乗った会社を安定的に成長させる」といった役割は、自分の好きなこと以外には興味の薄いＡＤＨＤの人たちにとって、居心地の悪い立ち位置でしょう。

また、時代の先端的な職業も、ＡＤＨＤの人たちに向いている可能性があります。たとえばユーチューバー。独自のポジションや切り口を選び出し、自分の興味・関心のある話題や情報を発信していきます。スタミナも必要ですし、ＰＤＣＡ（プラン→行動→チェック→改善）の高速回転も求められます。「多動・衝動性」や「過剰集中」といった特性を、良い意味で活かせる職業と言えそうです。

また、職種を挙げるならば、明るくてコミュニケーションをとるのが得意、スタミナと行動力があるといった傾向を掛け合わせると、事務系の職種よりも、人と対面しながら進めていく営業系の職種が向いていると感じます。

余談ですが、私の診てきたＡＤＨＤの患者さんの中に、ＨＰ制作の受注業務で活躍している女性がいます。彼女は、大学時代、大学のそばで1人暮らしを始めたものの、部屋は散らかり放題、電気やガスも未払いで止められてしまうという生活状況でした。

ただ、彼女はコンピュータに対する知識や技術に精通していました。聞けば「興味・関心があったから」ということで、すべて独学で身につけたそうです。

大学を中退後、しばらくアルバイトをしてから、彼女は障害者雇用枠で、機械工作販売の企業に契約社員として採用されました。ところが入社後間もなく、世の中をコロナ・ショックが襲います。彼女もリモートワークを余儀なくされたのですが、その状況の中で彼女の能力が大いに発揮されました。

その企業の社員の方々はHP制作の知識に疎かったようで、彼女が「誰もできないなら私がやります」と手を挙げました。そして彼女は1人で、その会社の製品の通販サイトを完成させてしまったのです。そのHPの完成度は高く、評判となり、注文が殺到しました。

大きな成果に喜んだ会社側から「ぜひ正社員にならないか?」という打診があったそうですが、彼女はオファーを断ったのです。理由は「規則正しい時間に出社するのも、会議に出て話を聞いているのも苦手だから」。現在、その企業は原則出社に戻っているのですが、彼女だけは〝特例〟としてリモートワークを認められ、HPの管理・運営担当として自分のペースで仕事をしています。

彼女のケースは、運に恵まれた面もありますが、**自分の特性を自分自身でよく理解し、「得意を活かし、苦手は無理してやらない」という選択をしたことで、人生の幸福度を上げることに成功**した好例と言えます。

おわりに

「発達障害」という概念とどう向き合っていくべきか？

本書を最後までお読みいただき、ありがとうございました。今回は、発達障害の子どもたちをテーマに、彼・彼女たちがどのようにこの世界を捉え、感じ、生活しているのかを、具体例とともにご紹介してきました。

また、それを通じて「お子さん一人ひとりがその子らしく生きられる社会」の実現のために、周囲の私たちに求められる事柄についても、説明を試みました。

ここではあらためて、発達障害の当事者および周囲の人たちが、「発達障害」という言葉をどう捉え、どう向き合っていくべきか、述べておきたいと思います。

「発達障害」という言葉の定義は広い

本書も「発達障害」という言葉をタイトルに盛り込んではいますが、そもそも「発達障害」という言葉の定義は非常に広汎であり、曖昧な面があります。ASD、LD、ADHD、その他さまざまな症状がすべて「発達障害」というひと言で括られています。この言葉がメディアなどを通じてひとり歩きすることで、発達障害に対する誤解も生まれているように感じます。

症状や特性は、まさに一人ひとり異なります。一定の傾向は見られますが、大多数の患者さん（子どもたち）に共通するものはごくわずかです。そのことを念頭に置き、周囲の人たちは「**そのお子さんにはどんな特性があるか？**」「**そのお子さんが、よりその子らしく生きていくためにはどんな対応が必要か？**」という視点で考えていく必要があるのです。

時代によって疾患の考え方や定義は変わる

また、疾患の考え方や定義が、時代の中でゆれ動いてきたこともお伝えしておきたいと思います。

たとえば**ASD**。最初の報告者は、オーストリアで生まれ、その後アメリカに移住した児童精神科医レオ・カナー氏でした。1943年に、11名の子どもの症状を記述した「情動的交流の自閉的障害（Autistic Disturbances of Affective Contact）」という論文を発表したのが始まりです。

このとき同氏は、この疾患を「早期幼児自閉症」と呼び、**「乳幼児（3歳まで）が統合失調症を発症したケース」**という捉え方をしていました。現在では、統合失調症と自閉症は別の疾患と見なされていますが、出発点では同じものと定義されていたわけです。

さらに**ADHD**。こちらの〝歴史〟はASDよりも古く、1902年にイギリスの医師ジョージ・フレデリック・スティル氏が、ロンドン王立医師会の講義で「脳炎の後遺症などの脳へのダメージによって、脳に何らかの障害のある子どもたちに多動の症状が見られる」という主旨の発表を行っています。この講義により、ADHDが歴史上初めて医学的に認知されたわけですが、「脳へのダメージなどによって何らかの脳機能障害のある場合」という捉え方でスタートしているわけです。

その後もADHDの研究は続けられましたが、「脳に何らかのダメージを受けている人がADHDになっている例は少数で、生得的にADHDの傾向が見られる人が大多数を占めている」という考え方に変化してきたわけです。

1940年代頃からは「**MBD**」という概念が登場し、1990年代くらいまでは主流を占めることになります。MBDとは「Minimal Brain Dysfunction」の頭文字を取ったもので、日本語では「微細脳機能障害」と訳されています。ただ、この概念は、「出産前後に何かしらのダメージが胎児の脳に与えられた」というもので、脳の器質的な障害と考えられていました。

現在は、「脳にダメージが見られない人にもADHDの特性が見られる」「出産前後の脳障害とADHDの因果関係が明らかでない」といった理由により、MBDの概念は否定されています。周産期の障害に加えて、その後の脳炎や外傷によってADHD症状が出現する例は確かに存在していますが、大部分においては脳の器質的な障害は認められません。

これらの経緯を記載したのは、時代が移り、研究が進むにつれて、疾患の考え方や定義が大きく変わることもあるとお伝えしたいからです。現在の定義は、あくまでも現在のものに過ぎず、将来的には大きく変わる可能性もあるのです。

ASDとADHDの併存の可能性

このような意味において、新しい考え方も出てきています。それは「ASDとADHDの併存の可能性」です。

これまでの歴史を振り返ると、ASDはASD、ADHDはADHDで、まったく〝別の疾患〟と考えられてきたわけです。ところが実際は、多動の傾向があるASDの子や、対人関係に障害を持つADHDの子もいます。「まったく〝別物〟と捉えるのではなく、重なっている部分があるのではないか？」という考えも出てきているのです。

なぜでしょうか？

たとえば、「この子はASDだ」と診断し、治療をしていたとしましょう。ところが「もしかしたらＡＤＨＤの併存の可能性もあるかもしれない」と捉え直し、ＡＤＨＤの治療薬の投薬を開始してみたら、症状が改善した、ということが少なからず見られるからです。

ＡＳＤとＡＤＨＤの併存の可能性については、ＤＳＭ－Ⅳまでは認められなかったものの、ＤＳＭ－５においては認められています。この点は今後も議論の余地が大いにあり、真の併存と見かけ上の併存が混在していると思いますが、さらに研究を進めていく必要があると私は思います。

医療環境、教育環境の整備がカギを握る

医療環境、教育環境のよりいっそうの整備も必要です。

まず、**医療環境**に関しては、２０２３年現在、全国には80以上の医学部が存在していますが、児童精神科あるいはそれに類する科が存在する病院はほんのわずかです。そのため、発達障害のお子さんの診療経験を豊富に持つ医師が育ちにくいのが現状です。発達障害のお子さんをテーマにした書籍が数多く出版され、発達障害を特集した

テレビ番組がかなりの数放映されている中で、「需要と供給の関係」がアンバランスなのです。ですから、発達障害の専門医の育成・臨床の場の拡充が必要です。

次に、**教育環境**です。本文でも申し上げてきましたが、最大の課題は「小学校の1クラスの人数が多すぎること」です。現場にいる小学校の先生方が、日々精力的に子どもたちに接していても、1人であれほどの大人数を見るのは限界があります。ならば、**1クラスあたりの人数を減らせば良い**わけです。大局的に見れば「子どもが減り、校舎が余る」時代ですから、クラスの人数を減らすことは、国が方針を決め、必要な予算をつければ十分可能なことでしょう。

1クラスあたりの人数を減らすのが難しいのであれば、**担任をサポートする大人を加える**という発想もありうるでしょう。定年を迎えたものの元気な年配の方が、地域にはたくさんいらっしゃいます。「必ずしも教員資格を持っている必要はない」というこ とで募れば、豊富な人材が集まってくれるはずです。もしくは、現在は非常勤のスクールカウンセラー複数名を、常勤として配置するという選択もあるでしょう。

そして、クラスの授業は変わらず担任の先生が行います。しかし、その脇でクラスの子どもたちを見守る、発達障害のお子さんへのケアやサポートをし、必要に応じて医療との連携も担当してくれる存在がクラスに1人いるだけでまったく違うのではないでしょうか？

「子どもたちの医療環境・教育環境の充実」は、いじめや不登校などの問題を解決するカギも握っていると私は考えています。

「お子さん一人ひとりがその子らしく生きられる社会」に少しでも近づけるためには、教育や医療のシステムを大胆に変えていくことが求められているのです。

２０２３年10月

岩波　明

著者略歴

岩波 明（いわなみ・あきら）

1959年、横浜市生まれ。東京大学医学部医学科卒業。専門は「精神生理学」。東大病院精神科、ドイツ留学を経て、埼玉医科大学、東京都立松沢病院において、重症例を含むさまざまな分野の診療にあたる。うつ病の薬物療法、統合失調症の認知機能障害、精神疾患と犯罪、司法精神医療など、幅広いジャンル、疾患に対応する。2008年に昭和大学医学部精神医学講座准教授、2012年に同大学精神医学講座主任教授に就任、2015年昭和大学附属烏山病院病院長を兼任。多くの臨床経験からリアリティ溢れた症例を紹介し、現代社会のさまざまな現象に鋭く切り込み、多数のベストセラーを創出している。著書に『発達障害』（文春新書）、『精神鑑定はなぜ間違えるのか？』（光文社新書）、『発達障害という才能』（SB新書）などがある。

SB新書　636

発《はっ》達《たつ》障《しょう》害《がい》の子《こ》どもたちは世《せ》界《かい》をどう見《み》ているのか

2023年11月15日　初版第1刷発行

著　　者　岩波《いわなみ》 明《あきら》
発 行 者　小川 淳
発 行 所　SBクリエイティブ株式会社
〒106-0032　東京都港区六本木2-4-5
電話：03-5549-1201（営業部）

装　　丁
本文デザイン　杉山健太郎
カバーイラスト　こんどうしず
D　T　P
目次・章扉・見出し　クニメディア株式会社
編集協力　高橋淳二
校　　正　有限会社あかえんぴつ
編　　集　大澤桃乃（SBクリエイティブ）
印刷・製本　大日本印刷株式会社

本書をお読みになったご意見・ご感想を下記URL、
または左記QRコードよりお寄せください。
https://isbn2.sbcr.jp/22770/

落丁本、乱丁本は小社営業部にてお取り替えいたします。定価はカバーに記載されております。
本書の内容に関するご質問等は、小社学芸書籍編集部まで必ず書面にて
ご連絡いただきますようお願いいたします。

ISBN 978-4-8156-2277-0